AF279240

Guía de ejercicio físico para personas con dolor lumbar primario crónico

Guía de ejercicio físico para personas con dolor lumbar primario crónico

BACKF♡T

Gavriella Tsiarleston · Yolanda María Gil-Gutiérrez · Belén Donoso · · Manuel Delgado-Fernández · Víctor Segura-Jiménez

Granada, 2025

La Guía de ejercicio físico para personas con dolor lumbar primario crónico forma parte del proyecto de investigación BACKFIT (código del proyecto CP20/00178) llevado a cabo en la Unidad de Rehabilitación y Medicina Física del Hospital Universitario Virgen de las Nieves en la ciudad de Granada durante el año 2022 hasta el año 2023. Dicho proyecto ha sido financiado por el Instituto Carlos III y co-financiado por el Fondo Europeo Social, en la convocatoria Acción Estratégica en Salud 2017-2020, del Programa Estatal de Investigación Orientada a los Retos de la Sociedad, en el marco del Plan Estatal de Investigación Científica, Técnica y de Innovación 2017-2020.

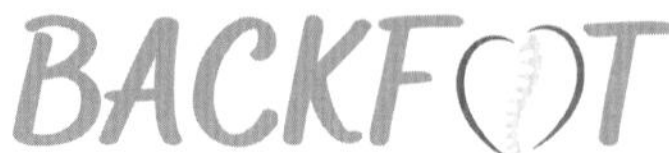

ISBN: 978-84-338-7499-3
DL: Gr. 1745-2024

Edita: Editorial Universidad de Granada
Campus Universitario de Cartuja
Colegio Máximo, s.n., 18071, Granada
Telf.: 958 24 39 30 - 958 24 62 20
www: editorial.ugr.es

Producción editorial: Editorial MIC
Imprime: Comercial Impresores. Motril

ÍNDICE

INTRODUCCIÓN

DEFINICIÓN Y PREVALENCIA

La lumbalgia crónica (LC) es un problema multifactorial de salud pública que afecta a millones de personas en todo el mundo (Vos *et al.*, 2012). Es la tipología más común de dolor crónico (Hermann *et al.*, 2019) y la principal causa de discapacidad a nivel mundial (Vos *et al.*, 2012). La LC se define como un dolor localizado en la zona baja de la espalda, entre la 12ª costilla y la cresta ilíaca, con una duración mayor a 12 semanas (Christensen *et al.*, 2020). En España, es el segundo problema de salud crónico más frecuente en la población adulta, con una prevalencia general del 18,5% (Ministerio de Sanidad, 2018). El coste derivado de la LC representa en conjunto el 0,68% del Producto Interior Bruto (Alonso-García y Sarría-Santamera, 2020). Esta situación supone un reto para el sistema sanitario y un importante dilema social.

CLASIFICACIÓN SEGÚN ETIOLOGÍA

Aunque existen diversos tipos de clasificaciones en base a la etiología, el dolor lumbar primario crónico (DLPC) se define como aquel en el que no se puede atribuir la causa principal del dolor a un diagnóstico asociado con una sintomatología específica, como una lesión estructural o una enfermedad (por ejemplo, tumores, osteoporosis, estenosis del canal, fractura compresiva, deformidades estructurales de la columna, enfermedades infecciosas, radiculopatía lumbar o síndrome de cola de caballo, entre otros) (OMS, 2023; Maher *et al.*, 2017). Es importante destacar

que aproximadamente en el 85% de los casos de dolor lumbar no se puede identificar una causa específica subyacente mediante los métodos de diagnóstico actuales (Knezevic *et al.*, 2021). Se estima que entre el 10 y el 40% de la población está diagnosticada con DLPC (O'Sullivan, 2005).

SINTOMATOLOGÍA

El DLPC provoca deterioro físico y psicológico en los/las pacientes, con la consiguiente disminución de su calidad de vida (Morone *et al.*, 2016). A continuación, se expone la sintomatología más característica asociada a esta patología (Ogunlana, *et al.*, 2015; Bagheri *et al.*, 2017; Koch y Hänsel, 2018; Carvalho *et al.*, 2019; Kim y Yim, 2020; Alhowimel *et al.*, 2021; Nambi *et al.*, 2021).

SINTOMATOLOGÍA FÍSICA

- Pérdida de la fuerza muscular (extremidades superiores e inferiores y musculatura abdominal y extensora de espalda).
- Discapacidad física.
- Somatización (malestar físico).
- Alteraciones de la marcha (menor velocidad y amplitud de paso).
- Disminución del rango de movimiento.
- Propiocepción reducida (menores estímulos neuromusculares).

- Depresión.
- Ansiedad.
- Kinesiofobia (miedo a realizar movimientos que puedan provocar o aumentar el dolor).
- Trastornos/alteraciones del sueño (menor duración y calidad de sueño).
- Fatiga crónica.
- Catastrofismo (pensamientos de que el dolor va a empeorar).
- Alteraciones de la atención.

La sintomatología del DLPC, tanto a nivel físico como a nivel psicológico, subraya aún más la complejidad y la falta de especificidad en la determinación de su etiología y tratamiento. Además, supone un impacto social y económico para esta población, ya que la baja autoestima, la edad avanzada y los gastos dirigidos al tratamiento del dolor influyen en la sintomatología (Nambi *et al.*, 2021). Estos factores resaltan la necesidad de un enfoque integral y multidisciplinar para un correcto abordaje de esta patología.

TRATAMIENTOS PARA EL DLPC

Existen dos grandes tipos de tratamientos en el dolor lumbar primario crónico: los farmacológicos y los no farmacológicos.

Tratamientos farmacológicos

Las recomendaciones para la prescripción de fármacos varían según el tipo de medicamentos y la duración de los síntomas. La mayoría de las guías recomiendan el uso de antinflamatorios no esteroideos (AINES) para pacientes con dolor agudo y crónico (Urits *et al.*, 2019). No obstante, hay que tener en cuenta el riesgo de los efectos secundarios a nivel renal, cardiovascular y gastrointestinal (Oliveira *et al.*, 2018). Si no se obtiene mejora con el uso de los AINES, se recomienda el uso de opiáceos débiles durante cortos periodos de tiempo y en caso de dolor severo (Urits *et al.*, 2019). El consumo de antidepresivos se aconseja en pacientes con dolor crónico cuando sea estrictamente necesario (Oliveira *et al.*, 2018; Urits *et al.*, 2019). Adicionalmente, no existe consenso en las guías sobre el uso de los relajantes musculares para el dolor crónico (Oliveira *et al.*, 2018; Urits *et al.*, 2019). Debemos tener en cuenta que el consumo de fármacos no ha demostrado mejores resultados que otras terapias, como puede ser el ejercicio físico (Oliveira *et al.*, 2018), y que generalmente conlleva efectos secundarios, problemas de dependencia y adicción a largo plazo (Urits *et al.*, 2019).

Entre los tratamientos no farmacológicos más comunes (French *et al.*, 2006; Saragiotto *et al.*, 2016; Chou *et al.*, 2017; Geneen *et al.*, 2017; Eliks *et al.* 2018; Hu *et al.*, 2018; Lorenc *et al.*, 2018; Alikhajeh *et al.*, 2020), podemos destacar los siguientes:

- **Terapia manual:** conjunto de técnicas en las que se manipulan las diferentes estructuras del cuerpo con el fin de evaluar y tratar patologías de los sistemas musculoesquelético y nervioso periférico. Se centra en el uso de las manos del fisioterapeuta que en función de la patología realizará una serie de técnicas específicas u otras, con el fin de disminuir la sensación dolorosa, mejorar la funcionalidad y la movilidad, suponiendo una mejora en la calidad de vida de los/las pacientes.

- **Acupuntura/punción seca:** consiste en la inserción de agujas delgadas en puntos específicos del cuerpo (puntos miofasciales) con el objetivo de reducir el dolor musculoesquelético. La punción seca es una técnica similar a la acupuntura, pero se enfoca específicamente en el tratamiento de los puntos gatillo, que son áreas definidas como bandas tensas y sensibles en los músculos, donde se insertan las agujas para aliviar la tensión muscular, reducir el dolor y restaurar la función normal del músculo.

- **Terapia con calor y frío superficial:** consiste en la aplicación de calor o frío en la zona a tratar mediante el uso de compresas calientes/frías o hielo. El calor se utiliza para incrementar el flujo sanguíneo (efecto vasodilatador), mientras que el frío se usa para reducir el flujo sanguíneo y cesar la posible inflamación (efecto vasoconstrictor).

- **Manipulación vertebral:** se basa en generar un estímulo mecánico (ejerciendo determinada presión) a una vértebra, al mismo tiempo que se controlan los factores que puedan influir en dicho estímulo, como la velocidad, y dirección.

- **Terapias psicológicas (por ejemplo, terapia cognitiva-conductual y terapia operante):** la terapia cognitiva conductual implica el manejo del dolor a través de la modificación de creencias y comportamientos mediante la educación (estrategias para controlar los síntomas). La terapia operante implica el aprendizaje mediante el refuerzo positivo de conductas beneficiosas para la salud.

- **Pilates:** estriba en un enfoque holístico que combina movimientos controlados, respiración consciente, concentración mental, alineación postural y fortalecimiento del centro del cuerpo. Está inspirado de otras disciplinas físicas y mentales como el yoga, las artes marciales, la meditación Zen, el ballet y los ejercicios griego-romanos. Además de los beneficios físicos, también se considera una práctica que promueve la conexión mente-cuerpo y el bienestar general.

- **Yoga:** proviene de una antigua práctica india en la que se combinan la conciencia corporal, la flexibilidad, el fortalecimiento muscular y la higiene postural, con el objetivo de fomentar la relajación y la reducción del estrés.

- **Tai chi:** consiste en una disciplina milenaria de origen chino que combina movimientos suaves y fluidos con técnicas de respiración y meditación, con el propósito de promover la armonía, la relajación y el equilibrio entre el cuerpo y la mente.

- **Ejercicios de control del movimiento:** ejercicios basados en patrones de movimiento encaminados a alterar, restaurar y reeducar el control de los músculos estabilizadores profundos con el objetivo de mejorar las tareas y movimientos funcionales. Dicho de otro modo, se basan en desarrollar una base sólida de estabilidad y control corporal antes de progresar a movimientos más complejos o intensos.
- **Ejercicio físico:** actividad física planificada, estructurada y sistemática que implica la activación de la musculatura y la movilización de las articulaciones, con el objetivo de mejorar o mantener la aptitud física y la salud. Puede desarrollarse mediante el entrenamiento basado en la resistencia y estabilización-control motor, entrenamiento aeróbico, entrenamiento de fuerza, del equilibrio y de la coordinación.

En el Anexo I, se detallan los beneficios de cada uno de los tratamientos no farmacológicas recomendados para el manejo del DLPC.

IMPORTANCIA DEL EJERCICIO FÍSICO PARA EL MANEJO DEL DOLOR LUMBAR PRIMARIO CRÓNICO

La evidencia científica sustentada en las guías clínicas para el manejo del DLPC apoya el uso del entrenamiento basado en el ejercicio físico como terapia de primera línea (Oliveira *et al.*, 2018). Las intervenciones basadas en el ejercicio han demostrado beneficios sobre la intensidad del dolor, la discapacidad física, la función psicológica y la calidad de vida relacionada con la salud en diversas afecciones de dolor crónico (Vanti *et al.*, 2019; Suh *et al.*, 2019). Un reciente metaanálisis concluyó que los programas de ejercicio más beneficiosos eran los que incluían (1) al menos una o dos sesiones semanales de Pilates o ejercicios de fuerza; (2) sesiones de menos de 60 minutos de ejercicios de *core*, de fuerza o de mente-cuerpo; y (3) programas de entrenamiento de tres a nueve semanas de Pilates y de *core* (Fernández-Rodríguez, 2022). El entrenamiento basado en ejercicio de resistencia y de estabilización motora/control motor se ha utilizado para reducir la intensidad del dolor (Owen *et al.*, 2020) y ha resultado ser muy útil en el tratamiento de los trastornos del sueño, la depresión y la ansiedad (Akodu y Akindutire, 2018). Los programas de ejercicio focalizados en el fortalecimiento de la musculatura del *core* han mostrado efectos positivos sobre el dolor, la discapacidad, la calidad de vida y la funcionalidad de dicha musculatura en comparación con pacientes con DLPC que sólo habían realizado ejercicios generales (Prat-Luri *et al.*, 2023). Los ejercicios isométricos de resistencia de la musculatura de la espalda han mostrado beneficios en el dolor y la discapacidad (Dewir, 2021). En general, programas de ejercicio de fuerza con intensidad progresiva pueden aplicarse en poblaciones con DLPC con el objetivo de mejorar la función física, reducir la discapacidad y disminuir la recurrencia de las visitas a los servicios de atención primaria (Calatayud *et al.*, 2020; Sipaviciene y Kliziene, 2019).

BENEFICIOS DEL EJERCICIO FÍSICO EN SINTOMATOLOGÍA FÍSICA	
SÍNTOMAS	TIPO DE EJERCICIO
Dolor.	• Fortalecimiento de la faja abdomino-lumbo-pélvica. • Ejercicio de fuerza, aeróbico, isométrico y de estabilidad y control motor.
Discapacidad física.	• Fortalecimiento de la faja abdomino-lumbo-pélvica. • Ejercicio de fuerza, isométrico y de estabilidad y control motor.
Patrones de la marcha.	• Fortalecimiento de la faja abdomino-lumbo-pélvica. • Ejercicio de fuerza en extremidades inferiores, de estabilidad lumbar y abdominal.

BENEFICIOS DEL EJERCICIO FÍSICO EN SINTOMATOLOGÍA PSICOLÓGICA	
SÍNTOMAS	TIPO DE EJERCICIO
Depresión.	• Ejercicio de fuerza y aeróbico.
Ansiedad.	• Ejercicio de fuerza y aeróbico.
Kinesiofobia.	• Fortalecimiento de la faja abdomino-lumbo-pélvica. • Ejercicio de fuerza, isocinéticos y estabilidad lumbar y abdominal.
Trastorno/Alteración del sueño.	• Ejercicio de fuerza, de estabilidad lumbar y abdominal.

RECOMENDACIONES DE ACTIVIDAD FÍSICA

Las guías de DLPC recomiendan evitar la inactividad y el descanso en cama como tratamiento del dolor (Koes *et al.*, 2010; Geneen *et al.*, 2017). En la población adulta, un mayor comportamiento sedentario está asociado con mayores tasas de dolor lumbar (Hussain *et al.*, 2016), debido posiblemente a una mayor rigidez, peor riego sanguíneo o una inadecuada postura derivada del comportamiento sedentario (Dankaerts *et al.*, 2006). Además, los pacientes con esta patología presentan niveles más bajos de actividad física que sus homólogos del mismo grupo de edad (Ryan *et al.*, 2009). La actividad alterada de los músculos abdominales y lumbares y el rango de movimiento restringido son los parámetros que indican que el control motor está alterado en pacientes con DLPC (Koch y Hänsel, 2018). Estos cambios modifican el sistema neuromuscular y afectan el movimiento de los pacientes con DLPC, debido a la conexión existente entre la actividad neuromuscular y los parámetros biomecánicos (Koch y Hänsel, 2018), como alteraciones en el patrón de la marcha, entre otras. En general, las terapias activas en las que se anima al paciente a hacer ejercicio de forma progresiva suelen ser óptimas (Owen *et al.*, 2020).

El Colegio Americano de la Medicina Deportiva, la Organización Mundial de la Salud y la evidencia científica disponible hasta el momento (ver apartado *Importancia del ejercicio físico para el manejo del dolor lumbar primario crónico*) recomiendan realizar ejercicio físico (aeróbico combinado con fortalecimiento muscular y vida activa) para mejorar dichos síntomas.

A continuación, se muestran las recomendaciones de actividad física actuales, en base a distintos componentes de la condición física. Éstas siguen las pautas que se utilizan con la población general: al menos 150 minutos semanales de actividad aeróbica con una intensidad moderada (definiéndose como aquella en la que no pueda mantener el habla mientras realiza la actividad) y/o 75 minutos semanales de actividad aeróbica con una intensidad vigorosa (le cuesta mantener el habla durante la realización de la actividad).

EJERCICIO AERÓBICO

Tipo: ejercicio aeróbico sin molestia, en caso de sentir dolor, cambiar de ejercicio. Pueden ser ejercicios que conlleven mantener una actividad cíclica rítmica (por ejemplo, nadar, andar, trotar), así como ejercicios de bajo impacto osteoarticular.

Intensidad: moderada, basada en la frecuencia cardíaca de reserva (FCReserva), la cual ha de ajustarse a las características (edad) de la persona. En el Anexo II puede consultar la explicación del cálculo de la intensidad del ejercicio aeróbico. Por otro lado, se recomienda el uso del 'test de habla' (del inglés *talk test*) en el cual la persona no puede mantener una conversación confortable mientras realiza ejercicio aeróbico.

Frecuencia: al menos tres veces a la semana.

Duración: 30-60 minutos al día, puede realizarlo de forma seguida, o si es principiante, dividir el tiempo en tres a seis periodos de diez minutos a lo largo del día, hasta completar el total.

Progresión: para personas sin experiencia, es recomendable el uso del 'test de habla' en el cual la persona mantiene una conversación confortable mientras realiza ejercicio aeróbico ligero. Tras unas semanas de entrenamiento, incremente la intensidad de forma que en el 'test de habla' no pueda mantener una conversación confortable durante la ejecución del ejercicio aeróbico.

Ejercicio de fortalecimiento muscular

Tipo: ejercicios enfocados al fortalecimiento de la musculatura abdominal, lumbar, extremidades superiores e inferiores. Los puede realizar con el peso de su propio cuerpo o con algún material, como bandas elásticas y mancuernas.

Intensidad: número de repeticiones que le permita ejecutar el ejercicio con su propio peso corporal. En el momento que se adapte a la técnica del ejercicio incorpore peso adicional ligero, moderadamente alto y alto, siguiendo la progresión descrita en uno de los siguientes puntos de este apartado.

Frecuencia: dos/tres veces a la semana por grupo muscular, con un día de descanso entre sesiones.

Duración: una a dos series de cada ejercicio, adaptándolo a su capacidad.

Progresión: para una persona principiante se aconseja empezar por una serie de diez repeticiones sin peso adicional, una vez conseguido, puede progresar hasta ejecutar 15 repeticiones. Posteriormente, puede realizar dos series con esta progresión y una vez conseguidas, introducir carga adicional a estos ejercicios ejecutando una serie. Cada vez que se adapte al ejercicio con una carga determinada incremente la carga adicional y disminuya el número de repeticiones. Es muy importante realizar el ejercicio con la mejor técnica posible, aunque el número de repeticiones sea menor.

Ejercicio de flexibilidad

Tipo: ejercicios de estiramiento de la musculatura de la cadera, de los miembros superiores e inferiores y de la columna vertebral, así como ejercicios de movilidad de las grandes articulaciones.

Intensidad: moderada, debe notar tensión en la zona muscular estirada, sin llegar al dolor.

Frecuencia: entre tres a cuatro veces a la semana, siendo lo ideal incluirlos diariamente.

Duración: diez minutos, de 20-30 segundos para cada zona muscular o articulación y repetir tres a cuatro veces el estiramiento o ejercicio de movilidad.

OTRAS RECOMENDACIONES

Debido al carácter multifactorial del DLPC es necesario incorporar nuevos hábitos en su estilo de vida para favorecer un mejor tratamiento de la patología. Para ello, se recomienda adicionalmente realizar trabajo de equilibrio con el fin de evitar futuras caídas y de movilidad articular de la cadera y de los miembros superiores e inferiores (McGill, 2015; Kato *et al.*, 2019), para poder incrementar el rango de movimiento de las articulaciones, consiguiendo una mayor funcionalidad en las actividades de la vida diaria. Adicionalmente, la adopción de hábitos posturales no adecuados a lo largo de las actividades diarias, como mantener posiciones estáticas en sedestación durante un tiempo prologando, alzar objetos del suelo alterando la posición natural de la columna y/o estar mucho tiempo de pie sin moverse, son actividades que han de evitarse para una buena higiene de la columna vertebral (McGill, 2015). Por último, la presencia de un estilo de vida activo es de relevante consideración. Éste debería incluir estrategias para evitar aumentar el tiempo sedentario, como por ejemplo utilizar métodos de transporte activo (bicicleta, caminar), subir por las escaleras en vez de usar el ascensor, así como un correcto transporte de cargas propias de las actividades de la vida cotidiana (bolsas de la compra, mobiliario del hogar).

DESCRIPCIÓN DEL PROGRAMA DE EJERCICIO FÍSICO Y GUÍA DE USO

Estructura de la sesión

El programa de ejercicio físico que se presenta en esta guía está diseñado por un equipo multidisciplinar (educadores físico-deportivos profesionales en Ciencias de la Actividad Física y el Deporte y fisioterapeutas) con experiencia en el manejo del DLPC mediante la terapia de ejercicio físico. El proyecto piloto del actual programa de ejercicio ha sido desarrollado en el hospital universitario Virgen de las Nieves y aplicado en pacientes con DLPC para mostrar su efectividad y factibilidad.

En este sentido, la literatura científica actual apunta que los programas de ejercicio físico son los más apropiados para el abordaje del dolor en este grupo de población. Por consiguiente, el programa que se presenta ha sido diseñado para fortalecer la musculatura general, con especial énfasis en el fortalecimiento de la musculatura del *core*. El fin último de esta guía es materializar la transferencia biopsicosocial del ejercicio físico, para reducir la percepción del dolor y mejorar la salud y la calidad de vida física y mental en pacientes con esta patología.

La presente guía de ejercicio físico sigue las bases marcadas por una reciente investigación que mostró que un programa de cuatro sesiones a la semana de 40 minutos de ejercicios de fortalecimiento de estabilidad de la musculatura del *core* durante 12 semanas, además de una formación sobre métodos y principios del manejo del dolor, fue efectivo para reducir el dolor y mejorar la discapacidad en esta población (In *et al*, 2021). El diseño del presente programa de ejercicio físico se ha dividido en cuatro fases, con un total de 16 sesiones a realizar durante ocho semanas. Aunque originalmente se ideó para realizar dos sesiones por semana, y adaptarlo así a la rehabilitación que suelen recibir los pacientes en el ámbito hospitalario, las sesiones se pueden realizar con mayor frecuencia (por ejemplo: tres sesiones por semana, dejando siempre un día de descanso entre ellas).

Las fases que constituyen este programa son las siguientes:

- 1ª fase: ejercicios isométricos y de control motor (tres sesiones).

- 2ª fase: ejercicios de co-contracción muscular y funcionales (cuatro sesiones).
- 3 ª fase: ejercicios funcionales con carga externa (cuatro sesiones).
- 4ª fase: ejercicios funcionales con/sin carga en superficie inestable (cinco sesiones).

Todas las sesiones presentan la misma estructura. El calentamiento, cuyo objetivo es la activación y movilización del aparato locomotor, la parte principal, cuya finalidad es fortalecer la musculatura mediante ejercicios específicos de grandes grupos musculares, y la vuelta a la calma diseñada para recuperar el estado basal (reposo) del organismo.

Calentamiento

Incluye ejercicios de movilidad articular y contracción del transverso abdominal, así como de liberación miofascial con *foam roller*. En las dos últimas fases, el calentamiento varía en función de los ejercicios principales propuestos, para ajustarse a las demandas requeridas de la parte principal de la sesión.

Parte principal

Incluye ejercicios enfocados a los objetivos de cada fase. Se establece de forma orientativa un mínimo de repeticiones o de duración para cada ejercicio, ya que puede variar en función de las características del grupo de trabajo y de cada paciente. La dificultad de los ejercicios aumenta progresivamente dentro de cada fase y entre ellas.

Vuelta a la calma

Incluye estiramientos globales con especial énfasis en la musculatura trabajada en la parte principal de la sesión.

Recomendaciones para el desarrollo de las sesiones de ejercicio

- La rehabilitación debe ser uno de los momentos más importantes de su día. No deje la sesión de ejercicio para el final de la jornada cuando probablemente se encuentre más cansado/a. Organícela de manera que le otorgue un lugar central en el que disponga de la máxima energía y concentración posible.
- El programa de ejercicio es dinámico y flexible. Si ve que no puede alcanzar el número de repeticiones propuestas o el tiempo indicado, modifíquelo en función de sus necesidades. Es importante aceptar el momento en el que se encuentra y adaptarse a las posibilidades de su cuerpo. Mañana será otro día. No obstante, no pierda de vista el objetivo de conseguir realizar las repeticiones o el tiempo que se indica. ¡Ánimo!
- Evite caer en la comodidad y salga de su zona de confort en la medida de lo posible. El ejercicio físico, como cualquier otra actividad, requiere práctica y constancia para alcanzar los resultados deseados, que, en este caso, son la mejora de su DLPC repercutiendo positivamente en su estado de salud y calidad de vida.
- Si es posible, realice la sesión acompañado/a de alguien que le aporte seguridad y comodidad. La compañía siem-

pre va a ser un valor añadido al ejercicio y puede constituir un buen momento para socializar con familia, amistades, etc.

- Si considera que le viene bien, puede acompañar su sesión con música que le sea de su agrado. Puede constituir un elemento de motivación que le ayude durante las sesiones.
- Elija un lugar de su casa en el que disponga de espacio suficiente, bien iluminado, ventilado y tranquilo. Asegúrese de que no va a sufrir interrupciones y realice la sesión con calma. El tiempo que le va a dedicar al cuidado de su espalda debe estar solamente enfocado en usted y en su bienestar.
- Prepare una botella de agua, la hidratación durante el desarrollo de las sesiones es imprescindible para recuperar la pérdida de agua y sales tras la actividad física.
- Use calzado cómodo y ropa ligera que le permita moverse con facilidad.
- En la parte superior de la tabla en la que se desarrolla cada una de las sesiones (ver apartado Sesiones), podrá observar varios apartados distintos. Uno de ellos, referente a los materiales que se necesitan para cada sesión. Prepárelos previamente para favorecer la continuidad entre los diferentes ejercicios.

CONCEPTOS CLAVES Y TERMINOLOGÍA

ABREVIATURAS

EIAS: espina ilíaca anterosuperior.
FC: frecuencia cardíaca.
LC: lumbalgia crónica
DLPC: Dolor lumbar primario crónico.
MI: miembro inferior.
MMII: miembros inferiores.
MS: miembro superior.
MMSS: miembros superiores.
RI: rotación interna

TERMINOLOGÍA BÁSICA

Core: conjunto de estructuras pasivas (huesos, articulaciones, cartílagos, ligamentos, etc.) y activas (musculatura y fascia) encargadas de sostener y estabilizar la región lumbopélvica.

Contralateral: lado contrario/opuesto del cuerpo.

Curvaturas de la espalda: curvas fisiológicas que están presentes en la columna vertebral. La columna vertebral presenta dos lordosis, una a nivel cervical y otra a nivel lumbar, donde parece que la columna se metiese «hacia dentro». Por otro lado, tiene dos cifosis, un nivel torácico y otra a nivel sacro, donde la columna parece que saliese «hacia fuera».

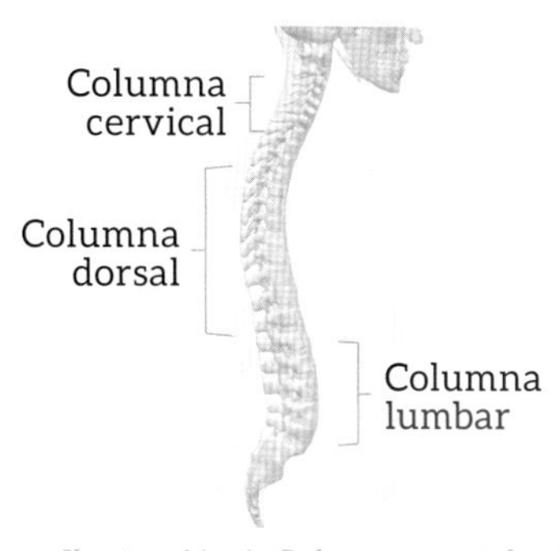

Ilustración 1. Columna vertebral
Imagen por cortesía de Visible Body

Eminencias tenar e hipotenar: la eminencia tenar hace referencia al conjunto de estructuras musculares y neurovasculares que conforman la base del pulgar, y la hipotenar hace referencia a lo mismo pero referente al V dedo o meñique.

Espina ilíaca anterosuperior (EIAS): prominencia ósea perteneciente al hueso coxal. Se pueden localizar en la parte superior y externa de las caderas, más o menos a la altura del ombligo.

Espiración: salida de aire, exhalación.

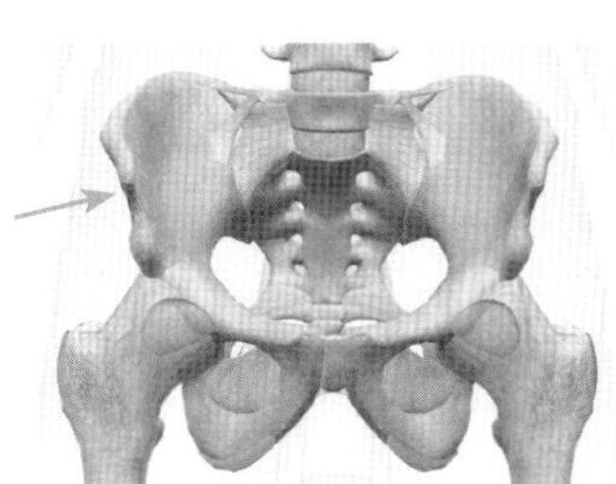

Ilustración 2. Espina ilíaca
Imagen por cortesía de Visible Body

Homolateral: mismo lado del cuerpo.

Hueco poplíteo: cavidad localizada en la cara posterior de la articulación de la rodilla.

Inspiración: entrada de aire, inhalación.

Olécranon: prominencia ósea del cúbito que forma parte de la articulación del codo.

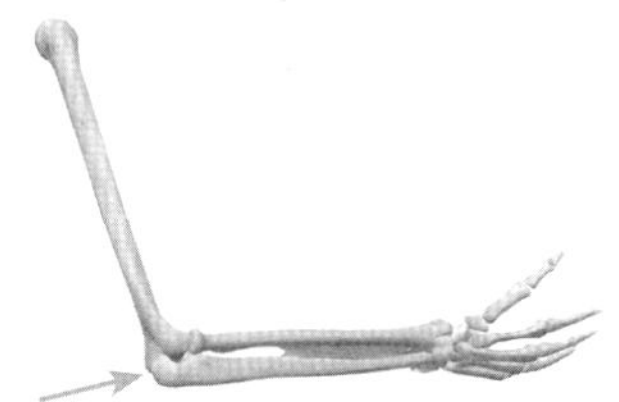

Ilustración 3. Olécranon
Imagen por cortesía de Visible Body

Posición neutra de la columna: cuando se respetan las curvaturas fisiológicas, sin acentuar o disminuir alguna de ellas. Un ejemplo podría ser la hiperlordosis de la columna lumbar cuando hacemos el gesto de «sacar el glúteo hacia fuera» o anteversión de la cadera.

Repetición: una repetición equivale a una ejecución completa de cada ejercicio planteado.

Serie: conjunto o bloque de repeticiones de un ejercicio. Por ejemplo, dos series de ocho repeticiones, equivaldría a repetir el ejercicio ocho veces seguidas, descansar, y repetir ocho veces más.

MOVIMIENTO	EXPLICACIÓN	REPRESENTACIÓN
Abducción de hombro.	Consiste en elevar el brazo con el codo extendido hacia arriba, como si fuéramos a «volar» o formando una cruz, en el caso de hacerlo de forma bilateral.	
Flexión de hombro.	Consiste en levantar el brazo con el codo en extensión hacia delante, como si estuviésemos 'levantando la mano para preguntar en clase'.	
Flexión de codo.	Partiendo de posición anatómica, es el movimiento que hacemos para poder tocarnos el hombro con la mano homolateral.	

MOVIMIENTO	EXPLICACIÓN	REPRESENTACIÓN
Extensión de codo.	Partiendo de una flexión de codo, es el movimiento por el cual el brazo vuelve a estar totalmente extendido, volviendo a posición anatómica.	
Pronación y supinación de antebrazo.	Se trata del movimiento de "rotación" del antebrazo. Cuando la palma de la mano mira hacia abajo, sería una posición de pronación (primera foto). Cuando la palma mira hacia arriba, se trata de la supinación (segunda foto).	

MOVIMIENTO	EXPLICACIÓN	REPRESENTACIÓN
Flexión de cadera.	Es el movimiento por el cual la cara anterior del muslo se acerca al tronco. Puede hacerse con la rodilla flexionada (primera foto) o extendida (segunda foto).	
Extensión de cadera.	Partiendo de una posición de pie, es el movimiento mediante el cual llevamos la pierna hacia atrás, como si quisiéramos «dar una patada» hacia atrás. Puede ser con la rodilla extendida.	
Abducción de cadera.	Partiendo de bipedestación con ambas piernas extendidas, sería el movimiento por el cual, manteniendo una pierna apoyada, la otra se aleja yendo hacia fuera.	

MOVIMIENTO	EXPLICACIÓN	REPRESENTACIÓN
Aducción de cadera.	Partiendo de una posición de abducción, es el movimiento por el cual la pierna vuelve a estar contacto con la otra, la pierna va hacia dentro.	
Anteversión pélvica.	Movimiento por el cual la pelvis va hacia delante, y la cintura hacia atrás. Como si quisiéramos «sacar el glúteo» hacia fuera.	
Retroversión pélvica.	Es el movimiento contrario a la anteversión, la pelvis va hacia atrás y la cintura hacia delante. Sería como «meter el glúteo» hacia dentro.	

MOVIMIENTO	EXPLICACIÓN	REPRESENTACIÓN
Flexión de rodilla.	Es el movimiento por el cual la cara posterior de la pierna (zona tríceps sural) se aproxima a la cara posterior del muslo (musculatura isquiotibial). Es el gesto que realizamos cuando queremos que el talón toque el glúteo.	
Extensión de rodilla.	Partiendo de una posición de flexión de rodilla, es el movimiento que aleja la cara posterior de la pierna de la cara posterior del muslo. La extensión la realizamos cuando estamos de pie, por ejemplo.	

POSICIONES PRINCIPALES

POSICIÓN	EXPLICACIÓN	REPRESENTACIÓN
Bipedestación con apoyo bipodal.	Piernas separadas a la anchura de los hombros, cabeza alineada con el tronco y mirada hacia el frente. Brazos y piernas extendidos. Si apoyamos solo un pie sería apoyo monopodal (segunda foto).	
Sedestación.	Sentado/a. Pies apoyados en el suelo, rodillas flexionadas a 90°. En el suelo nos sentaríamos con las piernas flexionadas y entrelazadas, como los «indios» (segunda foto).	
Cuadrupedia.	Rodillas y manos apoyadas en el suelo, cabeza alineada con la columna y mirada hacia el suelo.	

POSICIÓN	EXPLICACIÓN	REPRESENTACIÓN
Decúbito supino.	Tumbado boca arriba. Piernas y brazos apoyados en el suelo.	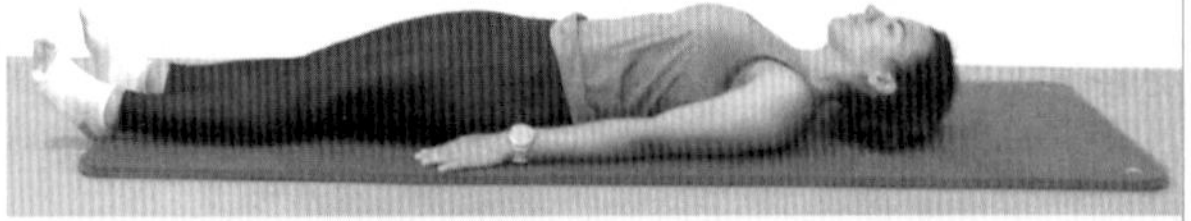
Decúbito prono.	Los MMSS descansan junto al cuerpo totalmente extendidos.	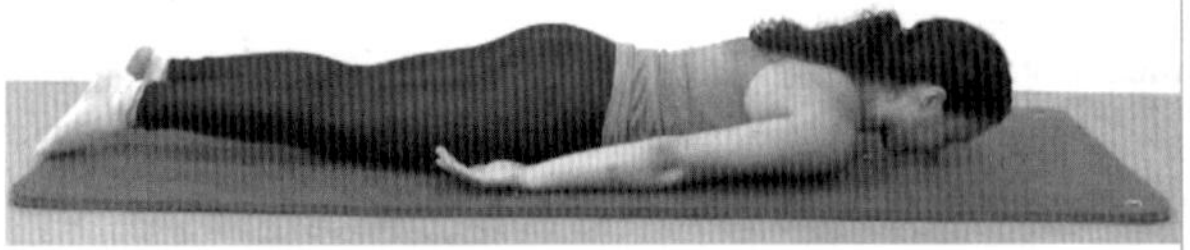
Decúbito lateral.	Tumbado de lado.	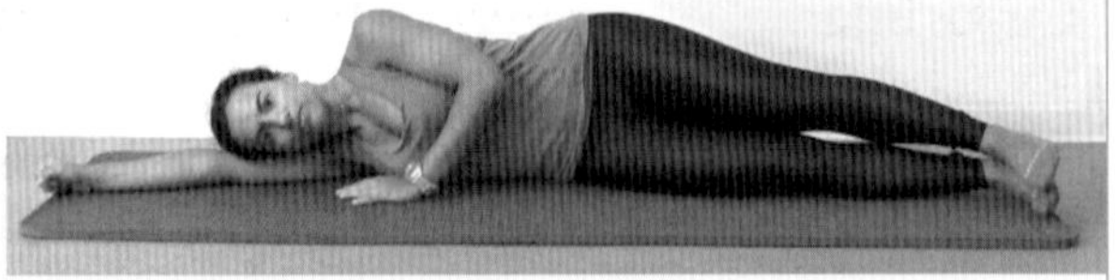

POSICIÓN	EXPLICACIÓN	REPRESENTACIÓN
Posición de caballero o zancada.	Partir de una posición de bipedestación. Dé un paso hacia delante y con esa misma pierna realice flexión de rodilla de 90°, y simultáneamente realice flexión de la rodilla de la pierna que queda retrasada.	
Puente glúteo.	Partir desde una posición supina. Desde ahí, flexione ambas rodillas a 90°, apoyando los pies en el suelo. Los brazos descansan junto al cuerpo extendidos. Despegue los glúteos del suelo, formando una diagonal con rodillas, tronco y hombros.	
Sentadilla.	Partir desde una posición de bipedestación. Realice de forma simultánea flexión de cadera y rodillas de 90° con ambos MMII, como si fuera a sentarse en una silla. Los MMSS pueden estar cruzados en el pecho, realizando flexión de 90° o en jarra. Cabeza alineada con la columna mirando al frente.	

POSICIÓN	EXPLICACIÓN	REPRESENTACIÓN
Media sentadilla.	Partir desde una posición de bipedestación. Realice de forma simultánea flexión de cadera y rodillas, sin llegar a 90° con ambos MMII, como si fuera a sentarse en una silla. Los MMSS y la cabeza adoptan la misma posición que en sentadilla.	
Peso muerto.	Partir desde una posición de bipedestación. Realice ligera flexión de rodillas de ambos MMII. Desde esta posición realice una flexión de cadera con los MMSS extendidos en paralelo.	

PROGRAMA DE EJERCICIO

A continuación, se muestran todas las sesiones con los correspondientes ejercicios del programa de intervención. En el apartado descripción, encontrará una explicación detallada de cada uno de los ejercicios planteados. Seguidamente, podrá ver los puntos clave que hay que tener en cuenta para una correcta ejecución y el tiempo (T°) / repeticiones (repts) que es aconsejable realizar. El tiempo que debe durar el ejercicio puede estar expresado en minutos (') o segundos ("). Cuando no se indique el tiempo, el ejercicio debe hacerse por repeticiones. La última columna muestra la musculatura principal que se trabaja en cada uno de los ejercicios.

Durante la ejecución de los ejercicios es importante controlar la respiración y conseguir una correcta activación del transverso abdominal (ver apartado Respiración y activación muscular).

Respiración y activación muscular

Proceso respiratorio durante la realización de los ejercicios

Inspiración: entrada de aire, inhalación.	**Espiración:** salida de aire, exhalación.

Respiración profunda: ciclo respiratorio en el que se toma todo el aire posible en la fase inspiratoria, sin llegar a la extenuación, el diafragma baja y por tanto el abdomen protruye hacia delante. En la fase espiratoria se expulsa todo el aire posible, el diafragma vuelve a subir, y el abdomen vuelve hacia dentro.

Activación del músculo transverso abdominal

El transverso del abdomen o músculo transverso abdominal, es un músculo que, junto al recto anterior del abdomen, oblicuos externos y oblicuos internos, además de otras muchas estructuras como la piel, los ligamentos o la fascia, forman el *core*. Es el más profundo de todos ellos y entre sus funciones podemos destacar:

- Compresión de las vísceras abdominales.
- Tensión de la pared abdominal.
- Contribución a la micción, defecación, vómitos, parto y espiración forzada.
- Estabilización de la columna vertebral.

Por tanto, la activación correcta y fortalecimiento van a ser puntos clave en el manejo del DLPC.

Para contraer el transverso abdominal, procedemos de la siguiente forma:

- Se puede realizar en cualquier posición anatómica; para empezar, es más sencillo en decúbito supino con las piernas flexionadas y los pies apoyados en el suelo.
- Primero, coloque los dedos índice y corazón por dentro de la EIAS, a nivel de la línea umbilical, y ejerza una presión muy, muy suave.
- Inspire, espire, y al echar todo el aire, realice la contracción del transverso. Para poder activarlo, piense en «meter el ombligo hacia dentro». Debe ser un movimiento su-

til, no se debe realizar con toda la musculatura abdominal, si se hace así a nivel visual se verá el gesto de meter todo el abdomen hacia dentro y, es una indicación de que no lo estamos haciendo bien. Visualmente es un movimiento muy discreto.

- Si lo ha hecho adecuadamente, bajo los dedos notará un «golpecito», como que el músculo le empuja hacia fuera.
- Una vez que esté contraído, siga respirando con normalidad mientras mantiene la contracción. Evite realizar apnea.

Material

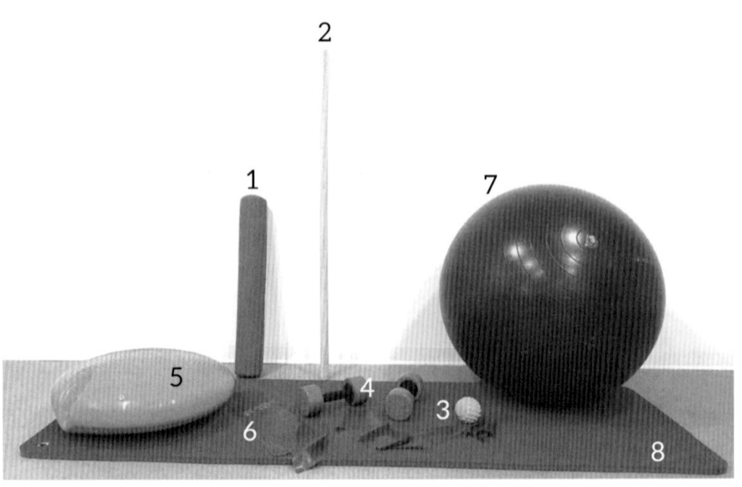

N.º	NOMBRE	REPRESENTACIÓN	N.º	NOMBRE	REPRESENTACIÓN
1	Foam roller		2	Pica	
3	Pelota de tenis		4	Mancuernas	
5	Bosu		6	Banda elástica	
7	Fitball		8	Esterilla	

ASPECTOS CLAVES PREVIOS A LA REALIZACIÓN DE LOS EJERCICIOS

Antes de comenzar a realizar los ejercicios, debe tener en cuenta lo siguiente:

- Durante la realización de todos los ejercicios, salvo que se indique lo contrario debe contraer el transverso abdominal. Para aprender a realizarlo vaya al apartado Activación del músculo transverso abdominal.
- Las respiraciones deben ser profundas, pero sin llegar a ser extenuantes, en caso de no ser así, se especificará. Además, es importante destacar que el esfuerzo durante el ejercicio debe llevarse a cabo durante la espiración, cuando la respiración sea «normal» se indicará previamente. Esta información la encontrará en el apartado Proceso respiratorio durante la realización de los ejercicios.
- La columna vertebral debe mantenerse siempre en posición neutra, y la cabeza debe estar alineada con la misma, salvo que se indique lo contrario.
- Cuando los ejercicios deban hacerse con ambos lados del cuerpo, el número de repeticiones por cada miembro será el indicado en el apartado de repeticiones. Esto

» Ejemplo: «realice una sentadilla». Inspire mientras alcanza la posición de sentadilla, y espire mientras vuelve a la posición de partida.

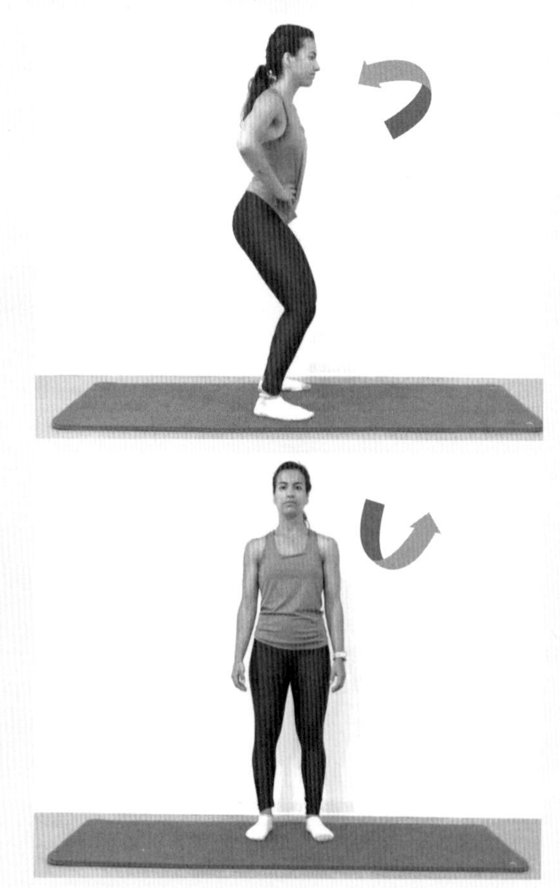

quiere decir que, si se le indica que realice diez repeticiones, hará diez con el lado izquierdo y diez con el lado derecho.

- En la fase cuatro, encontrará que en algunos ejercicios se piden repeticiones con tiempo y en otros con repeticiones, de forma aclaratoria, se explican los siguientes ejemplos:
  - » Ejemplo 1: 2x30'' → esto quiere decir que tiene que realizar dos series con una duración de 30'' cada una.
  - » Ejemplo 2: 4x10 → en este caso al no aparecer el signo indicando duración (''), quiere decir que tiene que realizar cuatro series de diez repeticiones cada una.

- En todos los ejercicios debe mantener la contracción/posición alcanzada durante unos segundos, salvo que se indique lo contrario. La duración de la misma dependerá del nivel de condición física que tenga y del tiempo del que disponga, debe adaptarlo a sus circunstancias. Ha de intentar aumentar el tiempo de contracción conforme vayan pasando las sesiones, siempre de forma progresiva y controlada.

- En determinados ejercicios se le indicará que utilice unas mancuernas con un número determinado de kilos (kg), por ejemplo 2 kg. Este peso es orientativo, y debe adaptarlo a sus circunstancias y aumentarlo siempre que sea posible, de forma progresiva y controlada.

DESARROLLO DE LAS SESIONES DE EJERCICIO

PRIMERA FASE: EJERCICIOS DE CALENTAMIENTO

N.º	DESCRIPCIÓN	T°	MUSCULATURA FUNDAMENTAL	REPRESENTACIÓN
1	Movimiento lumbo-pélvico con control de respiración. • Posición inicial: bipedestación. • Ejecución: realice anteversión de la cadera en la inspiración y retroversión en la espiración.	1'	Recto abdominal Psoas ilíaco. Cuadrado lumbar. Glúteos. Isquiotibiales.	
2	Activación transverso abdominal. • Posición inicial: bipedestación, con dedos índice y corazón en el borde interno de la EIAS. • Ejecución: inspire durante 3", espire durante otros 3", y contraiga el transverso abdominal. Respire con normalidad mientras mantiene la contracción durante unos segundos.	1'	Transverso abdominal.	

N.º	DESCRIPCIÓN	Tº	MUSCULATURA FUNDAMENTAL	REPRESENTACIÓN
3	**Plancha sobre la pared.** • Posición inicial: bipedestación a medio metro de la pared con flexión de hombro de 90°, seguidamente, flexión de codo de 90° y déjese caer sobre la pared. Quedará el cuerpo inclinado. • Ejecución: realice anteversión de la pelvis al inspirar, y retroversión en la espiración.	1'	Psoas ilíaco. Cuadrado lumbar. Glúteos. Isquiotibiales.	
4	**Rotación de cadera.** • Posición inicial: decúbito supino, hombros en abducción de 90° y extensión de codo, rodillas y caderas flexionadas a 90°. • Ejecución: en la inspiración, lleve ambas piernas hacia un lado y mantenga la posición, al espirar vuelva a posición inicial y lleve hacia el otro lado.	1'	Faja abdominal.	
5	**Foam roller decúbito supino.** • Posición inicial: sedestación en el suelo con MMII semiflexionados, con foam roller en lordosis lumbar. Pies y manos apoyados en el suelo. • Ejecución: deslice el foam roller por toda la zona de forma lenta, ayúdese de manos pies y pies para deslizarse. • Variante: en bipedestación. Para poder deslizar el foam haga flexo-extensión de rodillas (sentadilla).	1'	Cuadrado lumbar.	

N.º	DESCRIPCIÓN	Tº	MUSCULATURA FUNDAMENTAL	REPRESENTACIÓN
6	Foam roller lateral. • Posición inicial: decúbito lateral, abducción de hombro y flexión de codo de 90° del lado homolateral a trabajar. El MI homolateral en flexión de rodilla de 90°, el otro MI completamente extendido. • Ejecución: con ayuda del MI en extensión, realice un breve balanceo para deslizar el foam roller, por la zona lateral del abdomen. • Variante: en bipedestación. Para poder deslizar el foam haga flexo-extensión de rodillas (sentadilla).	1'	Oblicuos. Cuadrado lumbar.	

EJERCICIOS DE VUELTA A LA CALMA

N.º	DESCRIPCIÓN	Tº	MUSCULATURA FUNDAMENTAL	REPRESENTACIÓN
1	Estiramiento caudal. • Posición inicial: bipedestación, apoyo monopodal. • Ejecución: apoye las manos en la espaldera o pared. El pie del lado a estirar apóyelo en la pierna contraria, como si fuera a sentarse. Mantenga la columna en posición neutra. • Notará tensión en la zona glútea y posterior del muslo de la pierna a estirar.	30"	Piramidal. Glúteo medio.	

N.º	DESCRIPCIÓN	Tº	MUSCULATURA FUNDAMENTAL	REPRESENTACIÓN
2	Estiramiento lateral. • Posición inicial: bipedestación, apoyo bipodal a medio metro de distancia de la pared. • Ejecución: realice abducción y flexión de hombro de 180° con el lado más alejado de la pared, y apoye la mano en la misma. El brazo contralateral se encuentra con el codo flexionado y apoyado con la mano en la pared. • Notará tensión la zona lateral del lado a estirar.	30"	Dorsales Oblicuos. Tríceps braquial.	
3	Estiramiento psoas iliaco. • Posición inicial: posición de caballero, brazos en jarra. • Ejecución: apoye el peso del cuerpo hacia la pierna que tiene adelantada. • Notará tensión en la zona inguinal de la pierna atrasada.	30"	Psoas ilíaco.	

N.º	DESCRIPCIÓN	Tº	MUSCULATURA FUNDAMENTAL	REPRESENTACIÓN
4	Mahometano. • Posición inicial: cuadrupedia. • Ejecución: siéntese sobre sus talones, flexione el tronco hacia delante, con flexión de hombro bilateral de 180°. • Notará tensión en toda la columna vertebral.	30"	Musculatura dorsal y lumbar.	
5	Posición fetal. • Posición inicial: decúbito supino. • Ejecución: flexione las rodillas y abrace su cara anterior con los brazos. • Notará tensión principalmente en la columna lumbar.	30"	Musculatura dorsal y lumbar. Isquiotibiales.	

Fase 1. Sesión 1. Duración: 45 minutos.

Materiales: *foam roller* y esterilla.

CALENTAMIENTO

A continuación, debe realizar los ejercicios correspondientes al calentamiento de la fase 1, descritos en las páginas 32-34.

1. Movimiento lumbo-pélvico con control de respiración.   2. Activación transverso abdominal.
3. Plancha sobre la pared.   4. Rotación de cadera.   5. *Foam roller* decúbito supino.   6. *Foam roller* lateral.

PARTE PRINCIPAL

N.º	DESCRIPCIÓN	REPTS	MUSCULATURA FUNDAMENTAL	REPRESENTACIÓN
1	Good morning. • Posición inicial: bipedestación, rodillas semiflexionadas y brazos en jarra. • Ejecución: realice flexión de cadera al inspirar, al espirar vuelva a posición inicial. • Consejo: flexión de cadera, no flexionar el tronco.	10	Faja abdominal. Flexores de cadera. Cuadrado lumbar Glúteo mayor. Isquiotibiales.	

N.º	DESCRIPCIÓN	REPTS	MUSCULATURA FUNDAMENTAL	REPRESENTACIÓN
2	Movimiento lumbo-pélvico sentado. • Posición inicial: sedestación en el suelo con brazos en jarra, caderas en abducción, flexión y rotación externa (posición de indio). • Ejecución: al inspirar realice anteversión de cadera, y al espirar realice retroversión.	10	Recto abdominal Psoas ilíaco. Cuadrado lumbar. Glúteos. Isquiotibiales.	
3	Progresión levantamiento de pierna. • Posición inicial: decúbito supino, brazos apoyados en el suelo. Un MI flexionado a 90° con pie apoyado en el suelo, y el otro MI extendido en el suelo. • Ejecución: eleve el MI en extensión, sin flexionar la rodilla cuando espire, vuelva a posición inicial mientras inspira. Alterne ambas piernas.	10	Faja abdominal. Psoas ilíaco.	

N.º	DESCRIPCIÓN	REPTS	MUSCULATURA FUNDAMENTAL	REPRESENTACIÓN
4	El gato. • Posición inicial: cuadrupedia. • Ejecución: realice anteversión cuando inspire y retroversión mientras espira, acompañe el movimiento con toda la columna.	10	Recto abdominal. Psoas ilíaco. Cuadrado lumbar. Glúteo mayor. Isquiotibiales.	
5	Saludo al sol. • Posición inicial: cuadrupedia. • Ejecución: inspire, y al espirar lleve la cadera al suelo, sacando pecho y arqueando la columna hacia atrás. En esa posición vuelva a inspirar y al volver a cuadrupedia espire.	10	Deltoides. Tríceps braquial. Multífidos. Espinales.	

N.º	DESCRIPCIÓN	REPTS	MUSCULATURA FUNDAMENTAL	REPRESENTACIÓN
6	**Saludo lateral.** • Posición inicial: cuadrupedia, mano del lado a trabajar en los lados de la cabeza con codo flexionado, el otro brazo apoyado en el suelo en flexión de 90° de hombro. • Ejecución: inspire y desde esa posición, realice una rotación de tronco acompañando el movimiento con el codo y la cabeza. Alterne ambos brazos.	10	Dorsales. Oblicuos.	
7	**Iniciación al bird-dog.** • Posición inicial: cuadrupedia. • Ejecución: inspire, y al espirar, flexione hombro a 90° con extensión de codo y extienda el MI contralateral. Vuelva a posición inicial y repita con el otro lado.	10	Flexores de hombro. Abdominales. Glúteo mayor. Isquiotibiales.	

VUELTA A LA CALMA

A continuación, debe realizar los ejercicios correspondientes a la vuelta a la calma, descritos en las páginas 34-36.
1. Estiramiento caudal.   2. Estiramiento lateral   3. Estiramiento psaos iliaco   4. Mohametano
5. Posición fetal

SESIÓN 2

Fase 1. Sesión 2. Duración: 45 minutos.

Materiales: *foam roller* y esterilla.

CALENTAMIENTO

A continuación, debe realizar los ejercicios correspondientes al calentamiento de la fase 1, descritos en las páginas 32-34.

1. Movimiento lumbo-pélvico con control de respiración.   2. Activación transverso abdominal.   3. Plancha sobre la pared.   4. Rotación de cadera.   5. Foam roller decúbito supino.   6. Foam roller lateral.

PARTE PRINCIPAL

N.º	DESCRIPCIÓN	REPTS	MUSCULATURA FUNDAMENTAL	REPRESENTACIÓN
1	La estocada. • Posición inicial: bipedestación, con brazos en jarra. • Ejecución: dé un paso hacia delante con una de las piernas, y flexione ambas rodillas a 90°. Alterne ambas piernas.	10	Faja abdominal. Cuádriceps. Isquiotibiales Tríceps sural.	

N.º	DESCRIPCIÓN	REPTS	MUSCULATURA FUNDAMENTAL	REPRESENTACIÓN
2	Átate los cordones. • Posición inicial: bipedestación, una pierna se encuentra apoyada en un escalón no muy alto con la rodilla en flexión, y la otra apoyada en el suelo. • Ejecución: incline el tronco hacia adelante, con flexión de hombro de 45° y codos extendidos. Acerque las manos hacia el MI apoyado en escalón, flexionando la rodilla que estaba apoyada en el suelo como si quisiera atarse los cordones. Alterne ambas piernas.	10	Faja abdominal. Cuádriceps. Isquiotibiales.	
3	Crunch abdominal adaptado. • Posición inicial: decúbito supino, rodillas flexionadas con pies apoyados en el suelo, MMSS en RI apoyando la cara dorsal de la mano en la lordosis lumbar y la cara palmar en el suelo. • Ejecución: realice flexión de tronco, sin despegar las escapulas del suelo y con la cabeza a 1-2 cm del mismo.	10	Faja abdominal.	

N.º	DESCRIPCIÓN	REPTS	MUSCULATURA FUNDAMENTAL	REPRESENTACIÓN
4	**Hollow rock adaptado.** • Posición inicial: decúbito supino, brazos extendidos junto al cuerpo. • Ejecución: realice una flexión de 180° de hombros manteniendo los brazos al ras del suelo.	10	Deltoides. Bíceps braquial. Pectoral mayor.	
5	**Ábrete como un libro.** • Posición inicial: decúbito lateral, el codo que está apoyado en el suelo en flexión, quedando el antebrazo en paralelo con el suelo. MI apoyado en el suelo en flexión de rodilla de 90°. • Ejecución: abduzca la pierna y el brazo que no están en contacto con el suelo. Realice una inspiración de 3" al abducir la pierna y el brazo. Permanezca en esa posición durante 3" y espire el aire durante 3", volviendo a posición inicial. Repita con el otro lado.	10	Supraespinoso. Faja abdominal. Abductores de cadera.	

N.º	DESCRIPCIÓN	REPTS	MUSCULATURA FUNDAMENTAL	REPRESENTACIÓN
6	Túmbate de lado. • Posición inicial: decúbito lateral, hombro apoyado sobre el suelo en flexión de 180°. MMII en extensión. • Ejecución: abduzca la pierna que no está apoyada en el suelo manteniendo la extensión del MI. Repita con el otro lado.	10	Faja abdominal. Glúteo medio. Abductores de cadera. Cuádriceps.	
7	Plancha lateral adaptada. • Posición inicial: decúbito lateral, el codo que queda pegado al suelo flexionado en paralelo, y ambas rodillas flexionadas a 90°. • Ejecución: eleve la cadera y mantenga la posición. Repita con el otro lado.	10	Faja abdominal. Glúteo medio. Glúteo menor.	

VUELTA A LA CALMA

A continuación, debe realizar los ejercicios correspondientes a la vuelta a la calma, descritos en las páginas 34-36.
1. Estiramiento caudal.   2. Estiramiento lateral   3. Estiramiento psaos iliaco   4. Mohametano   5. Posición fetal

SESIÓN 3

Fase 1. Sesión 3. Duración: 45 minutos.

Materiales: *foam roller* y esterilla.

CALENTAMIENTO

A continuación, debe realizar los ejercicios correspondientes al calentamiento de la fase 1, descritos en las páginas 32-34.

1. Movimiento lumbo-pélvico con control de respiración.   2. Activación transverso abdominal.
3. Plancha sobre la pared.   4. Rotación de cadera.   5. Foam roller decúbito supino.   6. Foam roller lateral.

PARTE PRINCIPAL

N.º	DESCRIPCIÓN	REPTS	MUSCULATURA FUNDAMENTAL	REPRESENTACIÓN
1	La silla quema. • Posición inicial: bipedestación, apoyo bipodal de espaldas a la pared. • Ejecución: realice flexión de rodillas y caderas a 90°, la espalda ha de tocar la pared, como si se sentase en una silla. • Consejo: en este caso, inspire mientras alcanza la posición de sentadilla y espire al volver a posición inicial.	10	Faja abdominal. Glúteo mayor. Cuádriceps. Isquiotibiales.	

N.º	DESCRIPCIÓN	REPTS	MUSCULATURA FUNDAMENTAL	REPRESENTACIÓN
2	Good morning. • Posición inicial: bipedestación, rodillas semiflexionadas y brazos en jarra. • Ejecución: realice flexión de cadera al inspirar, al espirar vuelva a posición inicial. • Consejo: flexión de cadera, no flexionar el tronco.	10	Faja abdominal. Cuadrado lumbar. Glúteo mayor. Flexores de cadera. Isquiotibiales.	
3	Iniciación al Monster walk. • Posición inicial: posición de media sentadilla. • Ejecución: dé un paso lateral, mantenga y vuelva a posición inicial. Alterne ambas piernas.	10	Glúteos. Flexores de cadera. Cuádriceps. Isquiotibiales. Tríceps sural.	
4	Iniciación al bird-dog. • Posición inicial: cuadrupedia. • Ejecución: inspire, y al espirar, flexione hombro a 90° con extensión de codo y extienda el MI contralateral. Vuelva a posición inicial y repita con el otro lado.	10	Flexores de hombro. Abdominales. Glúteo mayor. Isquiotibiales.	

N.º	DESCRIPCIÓN	REPTS	MUSCULATURA FUNDAMENTAL	REPRESENTACIÓN
5	**Crunch abdominal adaptado.** • Posición inicial: decúbito supino, rodillas flexionadas con pies apoyados en el suelo, MMSS en RI apoyando la cara dorsal de la mano en la lordosis lumbar y la cara palmar en el suelo. • Ejecución: realice flexión de tronco, sin despegar las escápulas del suelo y con la cabeza a 1-2 cm del mismo.	10	Faja abdominal.	
6	**Perro de caza invertido.** • Posición inicial: decúbito supino, MMSS pegados al cuerpo, rodillas y caderas flexionadas a 90°. • Ejecución: realice flexión de hombro de 90°, y flexión de cadera con extensión de rodilla del MI contralateral. Alterne ambos lados.	10	Flexores de hombro. Psoas ilíaco. Recto abdominal. Cuádriceps.	

N.º	DESCRIPCIÓN	REPTS	MUSCULATURA FUNDAMENTAL	REPRESENTACIÓN
7	Puente glúteo. • Posición inicial: decúbito supino, con rodillas flexionadas a 90° y pies apoyados en el suelo, MMSS apoyados en el suelo. • Ejecución: levante el glúteo del suelo realizando extensión de cadera, alcanzando una diagonal con el tronco, rodillas y hombros. • Consejo: haga fuerza con los talones y contrayendo glúteos, los brazos no se han de utilizar.	10	Cuadrado lumbar Glúteo mayor. Isquiotibiales.	
8	Plancha lateral adaptada. • Posición inicial: decúbito lateral, el codo que queda pegado al suelo flexionado en paralelo, y ambas rodillas flexionadas a 90°. • Ejecución: eleve la cadera y mantenga la posición. Repita con el otro lado.	10	Faja abdominal. Glúteo medio. Glúteo menor.	

VUELTA A LA CALMA

A continuación, debe realizar los ejercicios correspondientes a la vuelta a la calma, descritos en las páginas 34-36.
1. Estiramiento caudal.   2. Estiramiento lateral   3. Estiramiento psaos iliaco   4. Mohametano   5. Posición fetal

N.º	DESCRIPCIÓN	T°	MUSCULATURA FUNDAMENTAL	REPRESENTACIÓN
1	Movimiento lumbo-pélvico con control de respiración. • Posición inicial: bipedestación. • Ejecución: realice anteversión de la cadera en la inspiración y retroversión en la espiración.	1'	Recto abdominal Psoas ilíaco. Cuadrado lumbar. Glúteos. Isquiotibiales.	
2	Activación transverso abdominal. • Posición inicial: bipedestación, con los dedos índice y corazón en el borde interno de la EIAS. • Ejecución: inspire durante 3", espire en otro 3", y contraiga el transverso abdominal. Respire con normalidad mientras mantiene la contracción durante unos segundos.	1'	Transverso abdominal.	

N.º	DESCRIPCIÓN	Tº	MUSCULATURA FUNDAMENTAL	REPRESENTACIÓN
3	Plancha sobre la pared. • Posición inicial: bipedestación a medio metro de la pared con flexión de hombro de 90°, seguidamente flexión de codo de 90° y déjese caer sobre la pared. Quedará el cuerpo inclinado. • Ejecución: realice anteversión de la pelvis al inspirar, y retroversión en la espiración.	1'	Psoas ilíaco. Cuadrado lumbar. Glúteos. Isquiotibiales.	
4	Rotación de cadera. • Posición inicial: decúbito supino, hombros en abducción de 90° y extensión de codo, rodillas y caderas flexionadas a 90°. • Ejecución: en la inspiración lleve ambas piernas hacia un lado y mantenga la posición, al espirar vuelva a posición inicial y lleve hacia el otro lado.	1'	Faja abdominal.	

N.º	DESCRIPCIÓN	Tº	MUSCULATURA FUNDAMENTAL	REPRESENTACIÓN
5	Foam roller decúbito supino. • Posición inicial: sedestación en el suelo con MMII semiflexionados, con foam roller en lordosis lumbar. Pies y manos apoyados en el suelo. • Ejecución: deslice el foam roller por toda la zona de forma lenta, ayúdese de manos pies y pies para deslizarse. • Variante: en bipedestación. Para poder deslizar el foam haga flexo-extensión de rodillas (sentadilla).	1'	Cuadrado lumbar.	
6	Foam roller lateral. • Posición inicial: decúbito lateral, abducción de hombro y flexión de codo de 90° del lado homolateral a trabajar. El MI homolateral en flexión de rodilla de 90°, el otro MI completamente extendido. • Ejecución: con ayuda del MI en extensión realice un breve balanceo para deslizar el foam roller por la zona lateral del abdomen. • Variante: en bipedestación. Para poder deslizar el foam, haga flexo-extensión de rodillas (sentadilla).	1'	Oblicuos. Cuadrado lumbar.	

N.º	DESCRIPCIÓN	Tº	MUSCULATURA FUNDAMENTAL	REPRESENTACIÓN
1	Estiramiento caudal. • Posición inicial: bipedestación, apoyo monopodal. • Ejecución: apoye las manos en la espaldera o pared. El pie del lado a estirar apóyelo en la pierna contraria, como si fuera a sentarse. Mantenga la columna en posición neutra. • Notará tensión en la zona glútea y posterior del muslo de la pierna a estirar.	30"	Piramidal. Glúteo medio.	
2	Estiramiento lateral. • Posición inicial: bipedestación, apoyo bipodal a medio metro de distancia de la pared. • Ejecución: realice abducción y flexión de hombro de 180° con el lado más alejado de la pared, y apoye la mano en la misma. El brazo contralateral se encuentra con el codo flexionado y apoyado con la mano en la pared. • Notará tensión la zona lateral del lado a estirar.	30"	Dorsales Oblicuos. Tríceps braquial.	

N.º	DESCRIPCIÓN	T°	MUSCULATURA FUNDAMENTAL	REPRESENTACIÓN
3	Estiramiento psoas iliaco. • Posición inicial: posición de caballero, brazos en jarra. • Ejecución: apoye el peso del cuerpo hacia la pierna que tiene adelantada. • Notará tensión en la zona inguinal de la pierna atrasada.	30"	Psoas ilíaco.	
4	Mahometano. • Posición inicial: cuadrupedia. • Ejecución: siéntese sobre sus talones, flexione el tronco hacia delante, con flexión de hombro bilateral de 180°. • Notará tensión en toda la columna vertebral.	30"	Musculatura dorsal y lumbar.	
5	Posición fetal. • Posición inicial: decúbito supino. • Ejecución: flexione las rodillas y abrace su cara anterior con los brazos. • Notará tensión principalmente en la columna lumbar.	30"	Musculatura dorsal y lumbar. Isquiotibiales.	

Fase 2. Sesión 1. Duración: 45 minutos.

Materiales: foam roller, fitball, pelota de tenis y esterilla.

CALENTAMIENTO

A continuación, debe realizar los ejercicios correspondientes al calentamiento de la fase 2, descritos en las páginas 49-51.

1. Movimiento lumbo-pélvico con control de respiración. 2. Activación transverso abdominal. 3. Plancha sobre la pared. 4. Rotación de cadera. 5. Foam roller decúbito supino. 6. Foam roller lateral.

PARTE PRINCIPAL

N.º	DESCRIPCIÓN	REPTS	MUSCULATURA FUNDAMENTAL	REPRESENTACIÓN
1	Patada hacia atrás. • Posición inicial: bipedestación en apoyo monopodal, manos apoyadas en pared o espaldera. • Ejecución: realice una extensión de cadera unilateral (patada hacia atrás). Aguante la posición durante un ciclo respiratorio. Alterne ambos lados.	10	Glúteo mayor. Isquiotibiales.	

N.º	DESCRIPCIÓN	REPTS	MUSCULATURA FUNDAMENTAL	REPRESENTACIÓN
2	Flamingo adaptado. • Posición inicial: bipedestación, manos apoyadas en la pared. • Ejecución: realice una flexión de cadera y rodilla a 90°, mantenga durante un ciclo respiratorio. Antes de volver a posición inicial, realice extensión de rodilla y cadera, como si diese una patada hacia atrás y mantenga la posición durante un ciclo respiratorio. Alterne ambas piernas.	10	Faja abdominal. Flexores de cadera. Glúteo mayor. Cuádriceps. Isquiotibiales.	

N.º	DESCRIPCIÓN	REPTS	MUSCULATURA FUNDAMENTAL	REPRESENTACIÓN
3	Bird dog adaptado. • Posición inicial: bipedestación, manos apoyadas en la pared. • Ejecución: realice extensión de cadera unilateral con la rodilla extendida (dando una patada), y flexione el hombro contrario 180° con el codo extendido. Repita alternando ambos lados.	10	Flexores de hombro. Faja abdominal. Glúteo mayor. Glúteo medio.	
4	El erizo. • Posición inicial: sedestación sobre fitball con los pies apoyados en el suelo. • Ejecución: coja la pelota de tenis que tendrá frente a usted, realizando flexión de tronco. • Consejo: no arquee la columna al flexionar el tronco.	10	Multífidos. Recto del abdomen. Cuadrado lumbar.	

N.º	DESCRIPCIÓN	REPTS	MUSCULATURA FUNDAMENTAL	REPRESENTACIÓN
5	Movimiento de hombros. • Posición inicial: cuadrupedia. • Ejecución: lleve las escápulas hacia la línea media del cuerpo. Para realizarlo piense en sacar pecho, y en que tiene que sujetar un lápiz entre sus escápulas.	10	Trapecios medio e inferior.	
6	Tumbado en la playa. • Posición inicial: decúbito prono, codos flexionados, frente apoyada sobre las manos. MMII en extensión. • Ejecución: abduzca una pierna arrastrando el pie por el suelo, vuelva a posición inicial, y cambie de pierna. Realice un ciclo respiratorio en abducción.	10	Multífidos. Glúteo medio.	

N.º	DESCRIPCIÓN	REPTS	MUSCULATURA FUNDAMENTAL	REPRESENTACIÓN
7	Postura del niño. • Posición inicial: de rodillas, MMSS junto al cuerpo. • Ejecución: flexione el tronco a la vez que flexiona los hombros 90°.	10	Flexores de hombro. Faja abdominal. Cuadrado lumbar. Glúteo mayor.	
8	Abrazo lateral. • Posición inicial: decúbito lateral, el brazo que apoya en el suelo en flexión de hombro y codo de 90°. Rodillas flexionadas a 90°. • Ejecución: despegue el tronco del cuerpo, el mismo quedará en diagonal, Una vez alcanzada la posición, pase el brazo contrario por debajo del brazo que está apoyado, como si quisiera abrazarse. Mantenga la posición durante un ciclo respiratorio.	10	Oblicuos. Glúteo medio. Aductores de cadera.	

VUELTA A LA CALMA

A continuación, debe realizar los ejercicios correspondientes a la vuelta a la calma, descritos en las páginas 52-53.

1. Estiramiento caudal.   2. Estiramiento lateral   3. Estiramiento psaos iliaco   4. Mohametano   5. Posición fetal

Fase 2. Sesión 2. Duración: 45 minutos.

Materiales: foam roller y esterilla.

CALENTAMIENTO

A continuación, debe realizar los ejercicios correspondientes al calentamiento de la fase 2, descritos en las páginas 49-51.

1. Movimiento lumbo-pélvico con control de respiración.   2. Activación transverso abdominal.
3. Plancha sobre la pared.   4. Rotación de cadera.   5. Foam roller decúbito supino.   6. Foam roller lateral.

PARTE PRINCIPAL

N.º	DESCRIPCIÓN	REPTS	MUSCULATURA FUNDAMENTAL	REPRESENTACIÓN
1	Respiración profunda. • Posición inicial: decúbito supino, rodillas flexionadas 90° con pies apoyados en el suelo. • Ejecución: realice respiraciones profundas, contando hasta 10, haciendo anteversión cuando inspire y retroversión cuando espire.	10	Recto abdominal. Psoas ilíaco. Cuadrado lumbar. Glúteos. Isquiotibiales.	

N.º	DESCRIPCIÓN	REPTS	MUSCULATURA FUNDAMENTAL	REPRESENTACIÓN
2	Puente glúteo. • Posición inicial: decúbito supino, con rodillas flexionadas a 90° y pies apoyados en el suelo, MMSS apoyados en el suelo. • Ejecución: levante el glúteo del suelo realizando extensión de cadera, alcanzando una diagonal con el tronco, rodillas y hombros. • Consejo: haga fuerza con los talones y contrayendo glúteos, los brazos no se han de utilizar.	10	Cuadrado lumbar. Glúteo mayor. Isquiotibiales.	
3	Plancha boca arriba con elevación de pierna. • Posición inicial: decúbito supino, un MI en flexión de rodilla de 90° con pie apoyado en el suelo, y el otro extendido en el suelo. • Ejecución: eleve la pierna que tiene extendida y haga una extensión de cadera. Mantenga la posición durante un ciclo respiratorio. Repita alternando los MMII.	10	Psoas iliaco. Faja abdominal. Cuádriceps.	

N.º	DESCRIPCIÓN	REPTS	MUSCULATURA FUNDAMENTAL	REPRESENTACIÓN
4	Iniciación al bird dog. • Posición inicial: cuadrupedia. • Ejecución: inspire, y al exhalar, flexione un hombro a 90° con extensión de codo y extienda el MI contralateral. Vuelva a posición inicial y repita con el otro lado.	10	Flexores de hombro. Faja abdominal. Glúteo mayor. Isquiotibiales.	
5	Plancha lateral con rotación. • Posición inicial: decúbito lateral, MS apoyado en el suelo con flexión de hombro y codo de 90°, MMII en extensión, dejando un poco adelantada la pierna que queda en la parte superior. • Ejecución: despegue la cadera del suelo, pase el brazo que no tiene apoyado en el suelo por debajo del hueco formado en el lado contrario (como si quisiera abrazarse). Repita con el otro lado.	10	Oblicuos. Glúteo medio.	

N.º	DESCRIPCIÓN	REPTS	MUSCULATURA FUNDAMENTAL	REPRESENTACIÓN
6	Trepando por la pared. • Posición inicial: bipedestación frente a una pared situada a 1m (+/-) de distancia, con los MMSS en flexión de hombros de 90° con codos en extensión. • Ejecución: apoye las manos en la pared, y dé pequeños 'pasos' con las manos, manteniendo los codos extendidos en todo momento.	10	Deltoides. Tríceps braquial. Faja abdominal. Cuadrado lumbar.	
7	Coge el objeto. • Posición inicial: bipedestación. • Ejecución: flexione las rodillas y las caderas, como si fuera a coger un objeto del suelo, aguante la posición y vuelva a posición inicial, acabando con un movimiento de extensión de cadera. • Consejo: agáchese mientras inspira, y vuelva a posición inicial espirando.	10	Glúteo mayor. Cuádriceps. Isquiotibiales. Tríceps sural.	

N.º	DESCRIPCIÓN	REPTS	MUSCULATURA FUNDAMENTAL	REPRESENTACIÓN
8	El cangrejo tumbado. • Posición inicial: decúbito supino, en posición de puente glúteo. • Ejecución: dé pequeños pasitos hacia delante, primero con un pie y luego con el otro, hasta acabar con las piernas extendidas al ras del suelo.	10	Cuadrado lumbar. Glúteo mayor. Isquiotibiales.	

VUELTA A LA CALMA

A continuación, debe realizar los ejercicios correspondientes a la vuelta a la calma, descritos en las páginas 52-53.
1. Estiramiento caudal.   2. Estiramiento lateral   3. Estiramiento psaos iliaco   4. Mohametano   5. Posición fetal

SESIÓN 3

CALENTAMIENTO

A continuación, debe realizar los ejercicios correspondientes al calentamiento de la fase 2, descritos en las páginas 49-51.

1. Movimiento lumbo-pélvico con control de respiración.   2. Activación transverso abdominal.
3. Plancha sobre la pared.   4. Rotación de cadera.   5. Foam roller decúbito supino.   6. Foam roller lateral.

PARTE PRINCIPAL

N.º	DESCRIPCIÓN	REPTS	MUSCULATURA FUNDAMENTAL	REPRESENTACIÓN
1	Movilidad del tren superior. • Posición inicial: bipedestación, codos extendidos y hombros flexionados a 90° que sujetan el foam roller a la altura del pecho. • Ejecución: lleve el foam roller hacia un lado, vuelva al centro y llévelo hacia el otro lado, haciendo rotaciones de tronco. • Consejo: flexione ligeramente la rodilla del lado al que va a dirigir el foam roller. Al mismo tiempo, eleve el talón de la pierna contraria.	10	Deltoides. Tríceps braquial. Faja abdominal.	

N.º	DESCRIPCIÓN	REPTS	MUSCULATURA FUNDAMENTAL	REPRESENTACIÓN
2	La Estocada en suelo. • Posición inicial: bipedestación. • Ejecución: inspire, y al espirar realice una zancada tocando el suelo. Desde esa posición, inspire y al espirar, siéntese sobre los talones. Vuelva a inspirar y al espirar, deslice las manos hacia delante y despegue el glúteo hasta colocarse en cuadrupedia. Desde cuadrupedia inspire, y al espirar túmbese de lado, hasta alcanzar una posición lateral de seguridad. Vuelva a inspirar, y al espirar, gire hasta alcanzar la posición decúbito supino. Para volver a la posición inicial repita la secuencia a la inversa. Repita hacia el otro lado.	2	Todo el cuerpo.	

N.º	DESCRIPCIÓN	REPTS	MUSCULATURA FUNDAMENTAL	REPRESENTACIÓN
3	Saludo lateral. • Posición inicial: cuadrupedia, mano del lado a trabajar en los lados de la cabeza con codo flexionado, el otro brazo apoyado en el suelo en flexión de 90° de hombro. • Ejecución: inspire y desde esa posición, realice una rotación de tronco acompañando el movimiento con el codo y la cabeza. Alterne ambos brazos.	10	Dorsales. Oblicuos.	
4	Coordinación brazos y piernas. • Posición inicial: decúbito supino, MMII en flexión de rodilla y de cadera de 90° y MMSS en flexión de hombro de 90° y extensión de codo. • Ejecución: realice flexión de 180° de hombro con extensión de codo con uno de los MMSS y flexión de cadera con extensión de rodilla del MI contralateral. Alterne ambos lados.	10	Deltoides. Psoas iliaco. Faja abdominal.	

N.º	DESCRIPCIÓN	REPTS	MUSCULATURA FUNDAMENTAL	REPRESENTACIÓN
5	Hipopresivo decúbito supino. • Posición inicial: decúbito supino, rodillas a 90°, pies apoyados en el suelo. Brazos en flexión de hombros de 90°, manos en flexión dorsal con las puntas de los dedos orientadas hacia dentro y mirándose entre sí. • Ejecución: inspire y espire de forma profunda. Meta el ombligo hacia dentro en apnea manteniendo la posición inicial. Aguante 5". • Consejo: la ejecución del ejercicio es en apena.	10	Faja abdominal.	
6	Elevación de piernas unilateral. • Posición inicial: decúbito supino. • Ejecución: flexión de cadera unilateral con MI en extensión. Mantenga la posición 5", vuelva a posición inicial y repita con el otro MI.	10	Psoas ilíaco. Faja abdominal.	

N.º	DESCRIPCIÓN	REPTS	MUSCULATURA FUNDAMENTAL	REPRESENTACIÓN
7	Abriendo rodillas (almeja). • Posición inicial: decúbito lateral con rodillas flexionadas a 90º. • Ejecución: realice una abducción de cadera con la pierna que queda encima, manteniendo la flexión de rodillas. Los pies han de mantenerse siempre en contacto. Mantenga la posición 5". Repita con el otro lado.	10	Glúteo medio. Glúteo menor. Piramidal.	
8	La coz. • Posición inicial: decúbito prono, MMSS Y MMII apoyados en el suelo, codos flexionados y frente apoyada sobre las manos. Los MMII están extendidos. • Ejecución: realice flexión máxima de rodillas, acercando el talón al glúteo. Vuelva a posición inicial realizando lentamente la extensión de rodillas.	10	Isquiotibiales. Poplíteo.	

A continuación, debe realizar los ejercicios correspondientes a la vuelta a la calma, descritos en las páginas 52-53.
1. Estiramiento caudal.   2. Estiramiento lateral   3. Estiramiento psaos iliaco   4. Mohametano   5. Posición fetal

Fase 2. Sesión 4. Duración: 45 minutos.

Materiales: foam roller, banda elástica, silla y esterilla.

CALENTAMIENTO

A continuación, debe realizar los ejercicios correspondientes al calentamiento de la fase 2, descritos en las páginas 49-51.

1. Movimiento lumbo-pélvico con control de respiración.   2. Activación transverso abdominal.
3. Plancha sobre la pared.   4. Rotación de cadera.   5. Foam roller decúbito supino.   6. Foam roller lateral.

PARTE PRINCIPAL

N.º	DESCRIPCIÓN	REPTS	MUSCULATURA FUNDAMENTAL	REPRESENTACIÓN
1	Movimientos circulares con las manos. • Posición inicial: bipedestación a un metro de la pared con flexión de hombros de 90° y extensión de codos, manos apoyadas en la pared. • Ejecución: haga movimientos circulares arrastrando las manos por la pared. Grandes, pequeños y en ambas direcciones.	10	Deltoides. Bíceps braquial. Tríceps braquial.	

N.º	DESCRIPCIÓN	REPTS	MUSCULATURA FUNDAMENTAL	REPRESENTACIÓN
2	Movimientos cruzados con las manos. • Posición inicial: bipedestación, a un metro de la pared. Flexión de hombros de 90° con extensión de codos, manos apoyadas en la pared. • Ejecución: haga movimientos cruzados hacia arriba y hacia abajo arrastrando las manos por la pared. También en horizontal.	10	Deltoides. Bíceps braquial. Tríceps braquial. Aductores de hombro.	
3	Abriendo rodillas con banda. • Posición inicial: decúbito lateral con las rodillas flexionadas a 90°. Coloque la banda elástica justo por encima de las rodillas. • Ejecución: realice abducción de cadera con la pierna que queda encima, manteniendo la flexión de rodillas. Los pies han de estar siempre en contacto. Repita con el otro lado.	10	Glúteo medio. Glúteo menor. Piramidal.	

N.º	DESCRIPCIÓN	REPTS	MUSCULATURA FUNDAMENTAL	REPRESENTACIÓN
4	Elevación de piernas bilateral. • Posición inicial: decúbito supino. • Ejecución: realice flexión de cadera bilateral al espirar, mantenga las rodillas extendidas. Mientras inspira vuelva a llevar las caderas a extensión sin llegar a tocar con los MMII el suelo, manteniéndolos al ras del suelo. • Consejo: no haga fuerza con los MMSS, se encuentran apoyados para tener mayor estabilidad.	10	Psoas ilíaco. Abdominales. Cuádriceps.	
5	Apertura de piernas. • Posición inicial: decúbito supino, un MI totalmente extendido y el otro en flexión de 90° de rodilla, con pie apoyado en el suelo. • Ejecución: realice flexión de cadera unilateral del MI en extensión cuando espire. A continuación, abduzca ese mismo MI cuando inspire. Mantenga la posición y al espirar aduzca el MI y vuelva a posición inicial inspirando. Alterne ambos MMII.	10	Psoas iliaco, Faja abdominal. Glúteo medio. Abductores de cadera.	

N.º	DESCRIPCIÓN	REPTS	MUSCULATURA FUNDAMENTAL	REPRESENTACIÓN
6	Bicicleta. • Posición inicial: decúbito supino, MMII en flexión de cadera y de 90º de rodillas. • Ejecución: extienda uno de los MMII, conservando el otro en posición inicial. Repita el movimiento con la otra pierna y altérnelo, como si estuviera pedaleando.	10	Psoas ilíaco. Faja abdominal. Glúteo mayor. Cuádriceps. Isquiotibiales.	
7	Abducción lateral de piernas. • Posición inicial: decúbito lateral, un MS en contacto con el suelo en flexión de codo, sujetando la cabeza, la otra mano en jarra en contacto con el suelo. Ambos MMII extendidos uno encima del otro. • Ejecución: abduzca la pierna que queda por encima. Mantenga la posición unos segundos y vuelva a posición inicial. Alterne ambos lados.	10	Glúteo medio. Glúteo menor. Piramidal. Tensor de la fascia lata.	

N.º	DESCRIPCIÓN	REPTS	MUSCULATURA FUNDAMENTAL	REPRESENTACIÓN
8	Extensión de tríceps (fondos). • Posición inicial: sedestación en silla. Eminencias tenar e hipotenar en contacto con el borde de la silla, dedos orientados hacia fuera, antebrazo en posición neutra y pies en contacto con el suelo. • Ejecución: despegue el glúteo de la silla quedando en volandas. Desde esa posición flexione los codos, con el olécranon apuntado recto hacia atrás cuando inspire, acercando el glúteo al suelo. Al espirar extienda los codos, volviendo a la posición de partida. • Consejo: el movimiento se realiza con los brazos, los codos deben apuntar siempre hacia atrás, evitando realizar 'rotaciones'.	10	Tríceps braquial. Ancóneo.	

VUELTA A LA CALMA

A continuación, debe realizar los ejercicios correspondientes a la vuelta a la calma, descritos en las páginas 52-53.
1. Estiramiento caudal.   2. Estiramiento lateral   3. Estiramiento psaos iliaco   4. Mohametano   5. Posición fetal

N.º	DESCRIPCIÓN	Tº	MUSCULATURA FUNDAMENTAL	REPRESENTACIÓN
1	Movimiento lumbo-pélvico con control de respiración. • Posición inicial: bipedestación. • Ejecución: realice anteversión de la cadera en la inspiración y retroversión en la espiración.	1'	Recto abdominal Psoas ilíaco. Cuadrado lumbar. Glúteos. Isquiotibiales.	
2	Activación transverso abdominal. • Posición inicial: bipedestación, con dedos índice y corazón en borde interno de la EIAS. • Ejecución: inspire durante 3", espire en otro 3", y contraiga el transverso abdominal. Respire con normalidad mientras mantiene la contracción durante unos segundos.	1'	Transverso abdominal.	

N.º	DESCRIPCIÓN	T°	MUSCULATURA FUNDAMENTAL	REPRESENTACIÓN
3	Plancha frontal. • Posición inicial: cuadrupedia, con apoyo en antebrazos, codos flexionados a 90°. • Ejecución: despegue las rodillas del suelo, extendiéndolas completamente, apoyándose en el suelo con el antepié. El cuerpo debe estar completamente alineado.	30'	Deltoides. Faja abdominal. Glúteo mayor. Cuádriceps.	
4	Saludo lateral. • Posición inicial: cuadrupedia, mano del lado a trabajar en los lados de la cabeza con codo flexionado, el otro brazo apoyado en el suelo en flexión de 90° de hombro. • Ejecución: inspire y desde esa posición, realice una rotación de tronco acompañando el movimiento con el codo y la cabeza. Alterne ambos brazos.	10	Dorsales. Oblicuos.	

N.º	DESCRIPCIÓN	T°	MUSCULATURA FUNDAMENTAL	REPRESENTACIÓN
5	Bird-dog elevado. • Posición inicial: cuadrupedia. • Ejecución: despegue las rodillas del suelo 2-3 cm. Mantenga la posición unos segundos. Vuelva a tocar el suelo y con la mano derecha toque su hombro izquierdo y viceversa. Espire al despegar las rodillas del suelo. • Variante: con las rodillas despegadas del suelo tocamos los hombros, sin volver a tocar el suelo.	1'	Deltoides. Psoas ilíaco. Faja abdominal.	
6	La rana. • Posición inicial: cuadrupedia. • Ejecución: dé un paso hacia delante con la pierna derecha, con la rodilla flexionada, como si fuese una rana. Mantenga unos segundos y vuelva a posición inicial. Repita con el otro lado.	1'	Psoas iliaco. Glúteo medio. Abductores de cadera.	

N.º	DESCRIPCIÓN	T°	MUSCULATURA FUNDAMENTAL	REPRESENTACIÓN
7	**Foam roller decúbito supino.** • Posición inicial: sedestación en el suelo con MMII semiflexionados, con foam roller en lordosis lumbar. Pies y manos apoyados en el suelo. • Ejecución: deslice el foam roller por toda la zona de forma lenta, ayúdese de manos pies y pies para deslizarse. • Variante: en bipedestación. Para poder deslizar el foam, haga flexo-extensión de rodillas (sentadilla).	1'	Cuadrado lumbar.	
8	**Foam roller lateral.** • Posición inicial: decúbito lateral, abducción de hombro y flexión de codo de 90° del lado homolateral a trabajar. El MI homolateral en flexión de rodilla de 90°, el otro MI completamente extendido. • Ejecución: con ayuda del MI en extensión, realice un breve balanceo para deslizar el foam roller por la zona lateral del abdomen. • Variante: en bipedestación. Para poder deslizar el foam haga flexo-extensión de rodillas (sentadilla).	1'	Oblicuos. Cuadrado lumbar.	

N.º	DESCRIPCIÓN	Tº	MUSCULATURA FUNDAMENTAL	REPRESENTACIÓN
1	Estiramiento caudal. • Posición inicial: bipedestación, apoyo monopodal. • Ejecución: apoye las manos en la espaldera o pared. El pie del lado a estirar apóyelo en la pierna contraria, como si fuera a sentarse. Mantenga la columna en posición neutra. • Notará tensión en la zona glútea y posterior del muslo de la pierna a estirar.	30"	Piramidal. Glúteo medio.	
2	Estiramiento lateral. • Posición inicial: bipedestación, apoyo bipodal a medio metro de distancia de la pared. • Ejecución: realice abducción y flexión de hombro de 180° con el lado más alejado de la pared, y apoye la mano en la misma. El brazo contralateral se encuentra con el codo flexionado y apoyado con la mano en la pared. • Notará tensión la zona lateral del lado a estirar.	30"	Dorsales Oblicuos. Tríceps braquial.	

N.º	DESCRIPCIÓN	Tº	MUSCULATURA FUNDAMENTAL	REPRESENTACIÓN
3	**Estiramiento psoas iliaco.** • Posición inicial: posición de caballero, brazos en jarra. • Ejecución: apoye el peso del cuerpo hacia la pierna que tiene adelantada. • Notará tensión en la zona inguinal de la pierna atrasada.	30"	Psoas ilíaco.	
4	**Mahometano.** • Posición inicial: cuadrupedia. • Ejecución: siéntese sobre sus talones, flexione el tronco hacia delante, con flexión de hombro bilateral de 180°. • Notará tensión en toda la columna vertebral.	30"	Musculatura dorsal y lumbar.	
5	**Posición fetal.** • Posición inicial: decúbito supino. • Ejecución: flexione las rodillas y abrace su cara anterior con los brazos. • Notará tensión principalmente en la columna lumbar.	30"	Musculatura dorsal y lumbar. Isquiotibiales.	

Fase 3. Sesión 1. Duración: 45 minutos.

Materiales: foam roller, banda elástica, 2 mancuernas de 2kg y esterilla.

CALENTAMIENTO

A continuación, debe realizar los ejercicios correspondientes al calentamiento de la fase 3, descritos en las páginas 74-77.

1.Movimiento lumbo-pélvico con control de respiración.   2. Activación transverso abdominal.
3. Plancha frontal.   4. Saludo lateral.   5. Bird-dog elevado.   6. La rana   7. Foam roller decúbito supino.   8. Foam roller lateral.

PARTE PRINCIPAL

N.º	DESCRIPCIÓN	REPTS	MUSCULATURA FUNDAMENTAL	REPRESENTACIÓN
1	Activación de la musculatura espinal, isquiotibial y abdominal. • Posición inicial: cuadrupedia. • Ejecución: realice flexión de cadera bilateral manteniendo rodillas en extensión, realizando apoyo con el antepié y quedando el cuerpo en una posición de 'V' invertida. Coja una mancuerna de 2kg (que tendrá delante suya) con la mano derecha, estando el antebrazo en pronación y llévela hacia su MI izquierdo y viceversa. Alterne ambos MMSS.	10	Pectoral mayor. Extensores de hombro. Psoas ilíaco. Faja abdominal. Isquiotibiales.	

N.º	DESCRIPCIÓN	REPTS	MUSCULATURA FUNDAMENTAL	REPRESENTACIÓN
2	Puente de glúteo con mancuerna. • Posición inicial: decúbito supino, con rodillas flexionadas a 90° y pies apoyados en el suelo, MMSS sujetan la mancuerna apoyada en el vientre. • Ejecución: levante el glúteo del suelo realizando extensión de cadera, alcanzando una diagonal con tronco, rodillas y hombros. Realice flexión de 180° de hombros bilateral quedando la mancuerna al ras de suelo.	10	Deltoides. Cuadrado lumbar. Glúteo mayor. Isquiotibiales.	
3	Adaptación bird-dog con mancuerna. • Posición inicial: cuadrupedia • Ejecución: flexione un hombro 180° con el codo extensión mientras sujeta una mancuerna. Con ese MS, realice flexión de codo y abducción en plano horizontal, junto con retracción escapular. Deje la mancuerna y extienda MI contralateral. Alterne ambos lados.	10	Supraespinoso. Deltoides. Tríceps braquial. Glúteo mayor. Isquiotibiales.	

N.°	DESCRIPCIÓN	REPTS	MUSCULATURA FUNDAMENTAL	REPRESENTACIÓN
4	Sentadilla con mancuerna. • Posición inicial: bipedestación, sujete una mancuerna de 2kg con cada mano, apoyándolas en los cuádriceps. • Ejecución: realice flexión de cadera y de rodillas de aproximadamente de 90° de forma bilateral. De forma simultánea los MMSS sujetan las mancuernas que acompañan el movimiento en paralelo al cuerpo. • Consejo: inspire al alcanzar la posición de sentadilla, e inspire mientras vuelve a posición inicial.	10	Faja abdominal. Glúteo mayor. Cuádriceps. Isquiotibiales.	
5	Aleja la mancuerna. • Posición inicial: bipedestación, sostenga una mancuerna con ambas manos. • Ejecución: realice una sentadilla, y una vez adoptada esa posición, realice flexión de hombros bilateral a 90°. Extienda hombros y vuelva a posición inicial. • Consejo: espire al flexionar los hombros y mientras vuelva a posición inicial.	10	Deltoides. Faja abdominal. Glúteo mayor. Cuádriceps. Isquiotibiales.	

N.º	DESCRIPCIÓN	REPTS	MUSCULATURA FUNDAMENTAL	REPRESENTACIÓN
6	Flexión de hombro. • Posición inicial: bipedestación, sujete una mancuerna con una mano. • Ejecución: realice una sentadilla, y al volver a posición inicial, realice flexión de hombro de 180° con el brazo que sujeta la mancuerna. Alterne los brazos en cada repetición.	10	Flexores de hombro. Tríceps braquial. Faja abdominal. Glúteo mayor. Cuádriceps. Isquiotibiales.	
7	Dumbellone. • Posición inicial: bipedestación, un MS en jarra y el otro sujeta una mancuerna. • Ejecución: realice flexión de cadera, inclinando el tronco hacia delante. Tras esto, realice flexión de hombro de 180° del MS que sujeta la mancuerna con extensión de codo. Alterne los brazos en cada repetición.	10	Flexores de hombro. Tríceps braquial. Faja abdominal. Cuadrado lumbar. Glúteo mayor. Isquiotibiales.	

N.º	DESCRIPCIÓN	REPTS	MUSCULATURA FUNDAMENTAL	REPRESENTACIÓN
8	Media sentadilla con banda elástica. • Posición inicial: bipedestación, con una banda bajo sus pies, pisándola, agarre cada extremo de la misma con las dos manos. • Ejecución: realice una sentadilla y a la vez que la ejecuta, realice flexión de codo de 90º, tensando la banda.	10	Bíceps braquial. Faja abdominal. Glúteo mayor. Cuádriceps. Isquiotibiales.	

VUELTA A LA CALMA

A continuación, debe realizar los ejercicios correspondientes a la vuelta a la calma, descritos en las páginas 78-79.
1. Estiramiento caudal.   2. Estiramiento lateral   3. Estiramiento psoas iliaco   4. Mohametano   5. Posición fetal

Fase 3. Sesión 2. Duración: 45 minutos.

Materiales: foam roller, banda elástica, 2 mancuernas de 2kg y esterilla.

CALENTAMIENTO

A continuación, debe realizar los ejercicios correspondientes al calentamiento de la fase 3, descritos en las páginas 74-77.

1.Movimiento lumbo-pélvico con control de respiración.   2. Activación transverso abdominal.   3. Plancha frontal.   4. Saludo lateral.   5. Bird-dog elevado.   6. La rana   7. Foam roller decúbito supino.   8. Foam roller lateral.

PARTE PRINCIPAL

N.º	DESCRIPCIÓN	REPTS	MUSCULATURA FUNDAMENTAL	REPRESENTACIÓN
1	Activación de la musculatura espinal, isquiotibial y abdominal. • Posición inicial: cuadrupedia. • Ejecución: realice flexión de cadera bilateral manteniendo rodillas en extensión, realizando apoyo con el antepié y quedando el cuerpo en una posición de 'V' invertida. Coja una mancuerna de 2kg (que tendrá delante suya) con la mano derecha, estando el antebrazo en pronación y llévela hacia su MI izquierdo y viceversa. Alterne ambos MMSS.	10	Pectoral mayor. Extensores de hombro. Psoas ilíaco. Faja abdominal. Isquiotibiales.	

N.º	DESCRIPCIÓN	REPTS	MUSCULATURA FUNDAMENTAL	REPRESENTACIÓN
2	Infinito. • Posición inicial: bipedestación, sujete una mancuerna con ambas manos. • Ejecución: realice una sentadilla y pase la mancuerna entre las piernas, haciendo la figura de un infinito.	10	Deltoides. Faja abdominal. Cuádriceps.	
3	Zancada con mancuerna. • Posición inicial: bipedestación, MMSS sujetan una mancuerna. • Ejecución: dé un paso hacia delante con una de las piernas, y flexione ambas rodillas a 90°, adoptando posición de caballero. Pase la mancuerna haciendo círculos por la pierna que tiene adelantada. Alterne ambos MMII.	10	Glúteo mayor. Cuádriceps. Isquiotibiales. Tríceps sural.	

N.º	DESCRIPCIÓN	REPTS	MUSCULATURA FUNDAMENTAL	REPRESENTACIÓN
4	Aleja la mancuerna. • Posición inicial: bipedestación, sostenga una mancuerna con ambas manos. • Ejecución: realice una sentadilla, y una vez adoptada esa posición, realice flexión de hombros bilateral a 90°. Extienda hombros y vuelva a posición inicial. • Consejo: espire al flexionar los hombros y mientras vuelva a posición inicial.	10	Deltoides. Faja abdominal. Glúteo mayor. Cuádriceps. Isquiotibiales.	
5	Bicho muerto pesado. • Posición inicial: decúbito supino, rodillas flexión de 90°. Flexión de codos de 90° con las manos mirando hacia arriba mientras sostienen una mancuerna. • Ejecución: despegue los codos del suelo, manteniéndolos al ras. Extienda una de las rodillas sin llegar a apoyarla completamente en el suelo, simultáneamente flexione el hombro contralateral a 90° y extienda completamente el codo. Alterne ambos lados.	10	Flexores de hombro. Tríceps braquial. Abdominales. Cuádriceps.	

N.º	DESCRIPCIÓN	REPTS	MUSCULATURA FUNDAMENTAL	REPRESENTACIÓN
6	Puente de glúteo con mancuerna. • Posición inicial: decúbito supino, con rodillas flexionadas a 90° y pies apoyados en el suelo, MMSS sujetan la mancuerna apoyada en el vientre. • Ejecución: levante el glúteo del suelo realizando extensión de cadera, alcanzando una diagonal con tronco, rodillas y hombros. Realice flexión de 180° de hombros bilateral quedando la mancuerna al ras de suelo.	10	Flexores de hombro. Cuadrado lumbar. Glúteo mayor. Isquiotibiales.	
7	Limpiando ventanas con los pies. • Posición inicial: cuadrupedia • Ejecución: realice extensión de rodilla y abducción de cadera de uno de los MI y mantenga la posición unos segundos. Simultáneamente realice flexión de hombro de 180° con extensión de codo con el miembro contralateral, sujetando una mancuerna con la mano. Alterne ambos lados.	10	Flexores de hombro. Faja abdominal. Glúteo mayor. Glúteo medio. Isquiotibiales.	

N.º	DESCRIPCIÓN	REPTS	MUSCULATURA FUNDAMENTAL	REPRESENTACIÓN
8	Mancuerna swing. • Posición inicial: bipedestación con flexión de caderas bilateral y ligera flexión de rodillas, sujete una mancuerna con las manos. • Ejecución: extienda la cadera, acompañando el movimiento con los brazos, realizando flexión de hombros. • Consejo: el movimiento principal es con la cadera, los MMSS simplemente acompañan.	10	Faja abdominal. Glúteo mayor. Cuádriceps.	

VUELTA A LA CALMA

A continuación, debe realizar los ejercicios correspondientes a la vuelta a la calma, descritos en las páginas 78-79.
1. Estiramiento caudal.   2. Estiramiento lateral   3. Estiramiento psoas iliaco   4. Mohametano   5. Posición fetal

SESIÓN 3

Fase 3. Sesión 3. Duración: 45 minutos.

Materiales: foam roller, banda elástica, 2 mancuernas de 2kg y esterilla.

CALENTAMIENTO

A continuación, debe realizar los ejercicios correspondientes al calentamiento de la fase 3, descritos en las páginas 74-77.

1.Movimiento lumbo-pélvico con control de respiración.   2. Activación transverso abdominal.   3. Plancha frontal.   4. Saludo lateral.   5. Bird-dog elevado.   6. La rana   7. Foam roller decúbito supino.   8. Foam roller lateral.

PARTE PRINCIPAL

N.º	DESCRIPCIÓN	REPTS	MUSCULATURA FUNDAMENTAL	REPRESENTACIÓN
1	Pásame la mermelada. • Posición inicial: cuadrupedia. • Ejecución: despegue las rodillas del suelo 2-3 cm, mantenga unos segundos la posición y vuelva a inicial. Coja la mancuerna con una mano y pásela hacia el otro lado por debajo del tronco. Repita la primera parte del movimiento y cambie de MS.	10	Pectoral mayor. Faja abdominal.	

N.º	DESCRIPCIÓN	REPTS	MUSCULATURA FUNDAMENTAL	REPRESENTACIÓN
2	Infinito. • Posición inicial: bipedestación, sujete una mancuerna con ambas manos. • Ejecución: realice una sentadilla y pase la mancuerna entre las piernas, haciendo la figura de un infinito.	10	Deltoides. Faja abdominal. Cuádriceps.	
3	Flexión de hombro. • Posición inicial: bipedestación, sujete una mancuerna con una mano. • Ejecución: realice una sentadilla, y al volver a posición inicial realice flexión de hombro de 180° con el brazo que sujeta la mancuerna. Alterne los brazos en cada repetición.	10	Flexores de hombro. Tríceps braquial. Faja abdominal. Glúteo mayor. Cuádriceps. Isquiotibiales.	

N.º	DESCRIPCIÓN	REPTS	MUSCULATURA FUNDAMENTAL	REPRESENTACIÓN
4	Media sentadilla con banda elástica. • Posición inicial: bipedestación, con una banda bajo sus pies, pisándola, agarre cada extremo de la misma con las dos manos. • Ejecución: realice una sentadilla y a la vez que la ejecuta realice flexión de codo de 90°, tensando la banda.	10	Bíceps braquial. Faja abdominal. Glúteo mayor. Cuádriceps. Isquiotibiales.	
5	Estrella de mar. • Posición inicial: decúbito lateral, apoyado sobre el codo que se encuentra flexionado, MI apoyado en el suelo en flexión, el otro en extensión. • Ejecución: realice abducción de cadera de la pierna que está en extensión. Tras esto realice flexión de rodilla de ese mismo MI, hasta tocar con el codo homolateral. Alternar ambos lados.	10	Faja abdominal. Psoas ilíaco. Glúteo medio. Glúteo menor. Piramidal.	

N.º	DESCRIPCIÓN	REPTS	MUSCULATURA FUNDAMENTAL	REPRESENTACIÓN
6	Activación de la musculatura espinal, isquiotibial y abdominal. • Posición inicial: cuadrupedia. • Ejecución: realice flexión de cadera bilateral manteniendo rodillas en extensión, realizando apoyo con el antepié y quedando el cuerpo en una posición de 'V' invertida. Coja una mancuerna de 2kg (que tendrá delante suya) con la mano derecha, estando el antebrazo en pronación y llévela hacia su MI izquierdo y viceversa. Alterne ambos MMSS.	10	Psoas ilíaco. Faja abdominal. Flexores de cadera. Cuádriceps.	
7	Recogiendo espárragos. • Posición inicial: bipedestación, sujete una mancuerna con las manos. • Ejecución: realice una sentadilla, al llegar al rango máximo, deje la mancuerna en el suelo, y vuelva a cogerla. Mantenga la posición unos segundos y mientras exhala vuelva a posición inicial.	10	Faja abdominal. Cuadrado lumbar. Glúteo mayor. Cuádriceps. Isquiotibiales.	

N.º	DESCRIPCIÓN	REPTS	MUSCULATURA FUNDAMENTAL	REPRESENTACIÓN
8	Subiendo escaleras. • Posición inicial: bipedestación apoyo monopodal, sostenga una mancuerna con una mano. • Ejecución: flexione la rodilla derecha 90°, flexionando el hombro contrario 180° (con la mancuerna), mantenga la posición durante 5" y vuelva a posición inicial mientras inspira. Repita con el otro lado.	10	Flexores de hombro. Psoas ilíaco. Isquiotibiales.	

VUELTA A LA CALMA

A continuación, debe realizar los ejercicios correspondientes a la vuelta a la calma, descritos en las páginas 78-79.
1. Estiramiento caudal.   2. Estiramiento lateral   3. Estiramiento psaos iliaco   4. Mohametano   5. Posición fetal

Fase 3. Sesión 4. Duración: 45 minutos.

Materiales: foam roller, pica, 2 mancuernas de 2kg y esterilla.

CALENTAMIENTO

A continuación, debe realizar los ejercicios correspondientes al calentamiento de la fase 3, descritos en las páginas 74-77.

1. Movimiento lumbo-pélvico con control de respiración.   2. Activación transverso abdominal.
3. Plancha frontal.   4. Saludo lateral.   5. Bird-dog elevado.   6. La rana
7. Foam roller decúbito supino.   8. Foam roller lateral.

PARTE PRINCIPAL

N.º	DESCRIPCIÓN	REPTS	MUSCULATURA FUNDAMENTAL	REPRESENTACIÓN
1	Crunch inverso con pica. • Posición inicial: decúbito supino, flexión bilateral de cadera y rodillas a 90°, coloque en el hueco poplíteo de ambas rodillas una pica y sosténgala. • Ejecución: despegue glúteo del suelo, intentando llevar las rodillas hacia los hombros, evitando que la pica se caiga.	10	Faja abdominal. Psoas ilíaco. Glúteos. Isquiotibiales.	

N.º	DESCRIPCIÓN	REPTS	MUSCULATURA FUNDAMENTAL	REPRESENTACIÓN
2	Puente de glúteo con mancuerna. • Posición inicial: decúbito supino, con rodillas flexionadas a 90° y pies apoyados en el suelo, MMSS sujetan la mancuerna apoyada en el vientre. • Ejecución: levante el glúteo del suelo realizando extensión de cadera, alcanzando una diagonal con tronco, rodillas y hombros. Realice flexión de 180° de hombros bilateral quedando la mancuerna al ras de suelo.	10	Flexores de hombro. Cuadrado lumbar. Glúteo mayor. Isquiotibiales.	
3	Toca tus hombros. • Posición inicial: cuadrupedia • Ejecución: coja una mancuerna con la mano y llévela hacia el hombro contralateral. Alterne con ambos MS. • Variante: para aumentar, la dificultad despegue las rodillas del suelo.	10	Faja abdominal. Bíceps braquial.	

N.º	DESCRIPCIÓN	REPTS	MUSCULATURA FUNDAMENTAL	REPRESENTACIÓN
4	Gatear por el espacio. • Posición inicial: cuadrupedia, apoyo con antebrazos y rodillas. • Ejecución: avance dos pasos hacia delante y vuelva a la posición inicial, dando dos hacia atrás.	10	Deltoides. Dorsales. Psoas. Faja abdominal.	
5	Sentadilla con mancuerna. • Posición inicial: bipedestación, sujete una mancuerna de 2kg con cada mano, apoyándolas en los cuádriceps. • Ejecución: realice flexión de cadera y de rodillas de aproximadamente de 90° de forma bilateral. De forma simultánea los MMSS sujetan las mancuernas que acompañan el movimiento en paralelo al cuerpo. • Consejo: inspire al alcanzar la posición de sentadilla, e inspire mientras vuelve a posición inicial.	10	Faja abdominal. Glúteo mayor. Cuádriceps. Isquiotibiales.	

N.º	DESCRIPCIÓN	REPTS	MUSCULATURA FUNDAMENTAL	REPRESENTACIÓN
6	Movilización escapular y de cadera. • Posición inicial: bipedestación apoyo bipodal, MMSS sostienen una mancuerna en cada mano. • Ejecución: realice flexión de hombros bilateral de 90° con extensión de codo. Realice una sentadilla, y desde ahí, abduzca el hombro 90° de forma bilateral. Vuelva a la posición inicial en la exhalación haciendo el movimiento a la inversa.	10	Deltoides. Supraespinoso. Serrato mayor. Faja abdominal. Glúteo mayor. Isquiotibiales. Cuádriceps.	
7	Recogiendo espárragos. • Posición inicial: bipedestación, sujete una mancuerna con las manos. • Ejecución: realice una sentadilla, al llegar al rango máximo, deje la mancuerna en el suelo, y vuelva a cogerla. Mantenga la posición unos segundos y mientras exhala vuelva a posición inicial.	10	Faja abdominal. Cuadrado lumbar. Glúteo mayor. Cuádriceps. Isquiotibiales.	

N.º	DESCRIPCIÓN	REPTS	MUSCULATURA FUNDAMENTAL	REPRESENTACIÓN
8	Subiendo escaleras. • Posición inicial: bipedestación apoyo monopodal, sostenga una mancuerna con una mano. • Ejecución: flexione la rodilla derecha 90°, flexionando el hombro contrario 180° (con la mancuerna), mantenga la posición durante 5" y vuelva a posición inicial mientras inspira. Repita con el otro lado.	10	Flexores de hombro. Psoas ilíaco. Isquiotibiales.	

VUELTA A LA CALMA

A continuación, debe realizar los ejercicios correspondientes a la vuelta a la calma, descritos en las páginas 78-79.
1. Estiramiento caudal.   2. Estiramiento lateral   3. Estiramiento psaos iliaco   4. Mohametano   5. Posición fetal

N.º	DESCRIPCIÓN	T°	MUSCULATURA FUNDAMENTAL	REPRESENTACIÓN
1	Movimiento lumbo-pélvico con control de respiración. • Posición inicial: bipedestación. • Ejecución: realice anteversión de la cadera en la inspiración y retroversión en la espiración.	1'	Recto abdominal Psoas ilíaco. Cuadrado lumbar. Glúteos. Isquiotibiales.	
2	Activación transverso abdominal. • Posición inicial: bipedestación, con dedos índice y corazón en borde interno de la EIAS. • Ejecución: inspire durante 3", espire en otro 3", y contraiga el transverso abdominal. Respire con normalidad mientras mantiene la contracción durante unos segundos.	1'	Transverso abdominal.	

N.º	DESCRIPCIÓN	Tº	MUSCULATURA FUNDAMENTAL	REPRESENTACIÓN
3	Skipping. • Posición inicial: bipedestación apoyo monopodal. • Ejecución: flexione cadera y rodilla homolateral a 90°, y al mismo tiempo lleve codo contralateral en flexión hace delante y el homolateral hacia atrás, como si estuviésemos corriendo en el sitio. Alterne movimientos de piernas y brazos. • Consejo: respiración normal. 15" de descanso entre series.	2x30″	Faja abdominal. Cuadrado lumbar. Glúteo mayor. Cuádriceps. Isquiotibiales. Tríceps sural.	
4	Jumping Jacks adaptado. • Posición inicial: bipedestación, con piernas cerradas y brazos extendidos junto al cuerpo. • Ejecución: realice abducción homolateral de MS y MI al mismo tiempo. Si es muy sencillo, puede realizar la abducción con las cuatro extremidades a la vez, dando un salto. • Consejo: respiración normal. 15" descanso entre series.	2x30″	Supraespinoso. Faja abdominal. Glúteos. Abductores y aductores de cadera. Cuádriceps. Tríceps sural.	

N.º	DESCRIPCIÓN	Tº	MUSCULATURA FUNDAMENTAL	REPRESENTACIÓN
5	Plancha frontal. • Posición inicial: cuadrupedia, con apoyo en antebrazos, codos flexionados a 90°. • Ejecución: despegue las rodillas del suelo, extendiéndolas completamente, apoyándose en el suelo con el antepié. El cuerpo debe estar completamente alineado.	30'	Deltoides. Faja abdominal. Glúteo mayor. Cuádriceps.	
6	Mountain climbers adaptado sobre la pared. • Posición inicial: bipedestación apoyo monopodal, con los hombros en flexión de 90°, apoyando las manos sobre la pared. • Ejecución: realice flexión de cadera y de rodilla de 90°, vuelva a posición inicial y alterne con el otro MI. Realice el movimiento lo más rápido posible. • Variante: en cuadrupedia para aumentar dificultad si es muy sencillo. • Consejo: 15" descanso entre series.	2x30"	Psoas ilíaco. Faja abdominal. Glúteo mayor. Cuádriceps. Isquiotibiales.	

N.º	DESCRIPCIÓN	T°	MUSCULATURA FUNDAMENTAL	REPRESENTACIÓN
7	Foam roller decúbito supino. • Posición inicial: sedestación en el suelo con MMII semiflexionados, con foam roller en lordosis lumbar. Pies y manos apoyados en el suelo. • Ejecución: deslice el foam roller por toda la zona de forma lenta, ayúdese de manos pies y pies para deslizarse. • Variante: en bipedestación. Para poder deslizar el foam, haga flexo-extensión de rodillas (sentadilla).	1'	Cuadrado lumbar.	
8	Foam roller lateral. • Posición inicial: decúbito lateral, abducción de hombro y flexión de codo de 90° del lado homolateral a trabajar. El MI homolateral en flexión de rodilla de 90°, el otro MI completamente extendido. • Ejecución: con ayuda del MI en extensión, realice un breve balanceo para deslizar el foam roller por la zona lateral del abdomen. • Variante: en bipedestación. Para poder deslizar el foam, haga flexo-extensión de rodillas (sentadilla).	1'	Oblicuos. Cuadrado lumbar.	

N.º	DESCRIPCIÓN	Tº	MUSCULATURA FUNDAMENTAL	REPRESENTACIÓN
1	**Estiramiento caudal.** • Posición inicial: bipedestación, apoyo monopodal. • Ejecución: apoye las manos en la espaldera o pared. El pie del lado a estirar apóyelo en la pierna contraria, como si fuera a sentarse. Mantenga la columna en posición neutra. • Notará tensión en la zona glútea y posterior del muslo de la pierna a estirar.	30"	Piramidal. Glúteo medio.	
2	**Estiramiento lateral.** • Posición inicial: bipedestación, apoyo bipodal a medio metro de distancia de la pared. • Ejecución: realice abducción y flexión de hombro de 180° con el lado más alejado de la pared, y apoye la mano en la misma. El brazo contralateral se encuentra con el codo flexionado y apoyado con la mano en la pared. • Notará tensión la zona lateral del lado a estirar.	30"	Dorsales. Oblicuos. Tríceps braquial.	

N.º	DESCRIPCIÓN	T°	MUSCULATURA FUNDAMENTAL	REPRESENTACIÓN
3	Estiramiento psoas iliaco. • Posición inicial: posición de caballero, brazos en jarra. • Ejecución: apoye el peso del cuerpo hacia la pierna que tiene adelantada. • Notará tensión en la zona inguinal de la pierna atrasada.	30"	Psoas ilíaco.	
4	Mahometano. • Posición inicial: cuadrupedia. • Ejecución: siéntese sobre sus talones, flexione el tronco hacia delante, con flexión de hombro bilateral de 180°. • Notará tensión en toda la columna vertebral.	30"	Musculatura dorsal y lumbar.	
5	Posición fetal. • Posición inicial: decúbito supino. • Ejecución: flexione las rodillas y abrace su cara anterior con los brazos. • Notará tensión principalmente en la columna lumbar.	30"	Musculatura dorsal y lumbar. Isquiotibiales.	

Fase 4. Sesión 1. Duración: 45 minutos.

Materiales: foam roller, fitball, bosu y esterilla

CALENTAMIENTO

A continuación, debe realizar los ejercicios correspondientes al calentamiento de la fase 4, descritos en las páginas 100-103.

1. Movimiento lumbo-pélvico con control de respiración.   2. Activación transverso abdominal.

3. Skipping.   4. Jumping Jacks adaptado.   5.Plancha fontal

6. Mountain climbers adaptado sobre la pared.   7. Foam roller decúbito supino.   8. Foam roller late.

PARTE PRINCIPAL

N.º	DESCRIPCIÓN	REPTS	MUSCULATURA FUNDAMENTAL	REPRESENTACIÓN
1	Mountain climbers. • Posición inicial: cuadrupedia con MMII extendidos, tocando el suelo con el antepié (posición de plancha). • Ejecución: realice flexión de rodilla y cadera de 90° homolateral, intentando llegar al pecho. El otro MI sigue extendido, con apoyo en el antepié. En un movimiento explosivo, cambie de miembro inferior y realice lo mismo. • Consejo: 15" descanso entre series.	2x30´´	Psoas ilíaco. Faja abdominal. Cuadrado lumbar. Glúteo mayor. Cuádriceps. Isquiotibiales.	

N.º	DESCRIPCIÓN	REPTS	MUSCULATURA FUNDAMENTAL	REPRESENTACIÓN
2	El avión. • Posición inicial: bipedestación con apoyo monopodal. • Ejecución: realice flexión de cadera, inclinando el tronco hacia delante. Abduzca los hombros 90° y a continuación extienda una pierna hacia atrás, realizando extensión de cadera, con la rodilla en extensión. Alterne en cada repetición el MI.	6	Supraespinoso. Psoas ilíaco. Faja abdominal. Cuadro lumbar. Glúteo mayor. Isquiotibiales.	
3	Intente no caer. • Posición inicial: el ejercicio se realiza por parejas. Uno/a de los miembros se encuentra en bipedestación frente al compañero/a. El otro miembro se encuentra en bipedestación, en apoyo monopodal y con abducción de hombros de 90°. • Ejecución: la persona que se encuentra en bipedestación en apoyo bipodal ha de producir desequilibrios al/ a la compañero/a, dándole toques en diferentes partes del cuerpo. El/la compañero/a ha de mantener el equilibrio.	6	Supraespinoso. Faja abdominal. Glúteos. Cuádriceps. Isquiotibiales.	

N.º	DESCRIPCIÓN	REPTS	MUSCULATURA FUNDAMENTAL	REPRESENTACIÓN
4	Siéntese sobre el fitball. • Posición inicial: sedestación sobre el fitball, pies apoyados en el suelo. • Ejecución: despegue una de las piernas 4-5 cm del suelo y mantenga el equilibrio. Haga la última serie con los ojos cerrados para mayor dificultad. Alterne ambas piernas. • Consejo: 15" descanso entre series.	4X30``	Psoas ilíaco. Faja abdominal. Cuadrado lumbar.	
5	Anteversión y retroversión de cadera con fitball. • Posición inicial: sedestación sobre fitball, pies apoyados en el suelo, brazos en jarra. • Ejecución: realice anteversión al inspirar y retroversión al espirar. • Consejo: 15" descanso entre series.	4X30``	Psoas ilíaco. Faja abdominal. Cuadrado lumbar. Glúteos. Isquiotibiales.	

N.º	DESCRIPCIÓN	REPTS	MUSCULATURA FUNDAMENTAL	REPRESENTACIÓN
6	Aproximación al skipping sobre el bosu. • Posición inicial: bipedestación apoyo monopodal frente al bosu. • Ejecución: dé un paso al frente apoyando el pie en el bosu, y con la otra pierna realice simultáneamente flexión de cadera y rodillas de 90° homolateral. Los brazos realizan el mismo movimiento que en skipping sin bosu. Alterne ambos lados. • Consejo: respiración normal. 15" descanso entre series.	4x30˝	Faja abdominal. Cuadrado lumbar. Glúteos. Cuádriceps. Isquiotibiales. Musculatura propia del tobillo.	
7	Sentadilla sobre bosu. • Posición inicial: bipedestación sobre el bosu. • Ejecución: realice flexión de cadera y rodilla bilateral de 90°, quedando en posición de sentadilla. Las manos pueden estar en las caderas o en flexión de 90° de hombro al realizar las sentadillas.	2x6	Faja abdominal. Glúteo mayor. Cuádriceps. Isquiotibiales. Musculatura propia del tobillo.	

VUELTA A LA CALMA

A continuación, debe realizar los ejercicios correspondientes a la vuelta a la calma, descritos en las páginas 104-105.

1. Estiramiento caudal.   2. Estiramiento lateral   3. Estiramiento psaos iliaco   4. Mohametano   5. Posición fetal

Fase 4. Sesión 2. Duración: 45 minutos.

Materiales: foam roller, fitball, bosu y esterilla

CALENTAMIENTO

A continuación, debe realizar los ejercicios correspondientes al calentamiento de la fase 4, descritos en las páginas 100-103.

1. Movimiento lumbo-pélvico con control de respiración.   2. Activación transverso abdominal.
3. Skipping.   4. Jumping Jacks adaptado.   5.Plancha fontal.
6. Mountain climbers adaptado sobre la pared.   7. Foam roller decúbito supino.   8. Foam roller lateral.

PARTE PRINCIPAL

N.º	DESCRIPCIÓN	REPTS	MUSCULATURA FUNDAMENTAL	REPRESENTACIÓN
1	Zancada lateral. • Posición inicial: bipedestación. • Ejecución: dé un paso lateral abduciendo la cadera, la otra pierna flexiona la rodilla, realizando una media sentadilla. Alterne ambas piernas.	2x6	Glúteos. Abductores y aductores de cadera. Cuádriceps.	

N.º	DESCRIPCIÓN	REPTS	MUSCULATURA FUNDAMENTAL	REPRESENTACIÓN
2	Abdominales laterales de pie. • Posición inicial: bipedestación apoyo monopodal, abducción de 90° hombros y flexión de codo, apoyando las manos en los lados de la cabeza. • Ejecución: realice flexión de rodillas y cadera de 90°. Intente tocar con la rodilla el codo contrario. Mantenga la posición unos segundos y vuelva a posición inicial mientras inspira. Alterne ambos lados.	2x6	Psoas ilíaco. Faja abdominal. Glúteo medio. Aductores de cadera.	
3	Sentadilla búlgara. • Posición inicial: bipedestación apoyo monopodal, fitball detrás de usted. Apoye el dorso de uno de los pies en el fitball, con la rodilla flexionada a 90°, el otro MI se encuentra delante apoyado en el suelo, con la rodilla extendida. • Ejecución: realice una sentadilla desde esa posición, intentando mantener el equilibrio. Mantenga la posición unos segundos, y vuelva a la posición inicial mientras espira. Alterne ambas piernas.	2x5	Faja abdominal. Cuádriceps. Isquiotibiales. Tríceps sural.	

N.º	DESCRIPCIÓN	REPTS	MUSCULATURA FUNDAMENTAL	REPRESENTACIÓN
4	Siéntese sobre el fitball. • Posición inicial: sedestación sobre el fitball, pies apoyados en el suelo. • Ejecución: despegue una de las piernas 4-5 cm del suelo y mantenga el equilibrio. Haga la última serie con los ojos cerrados para mayor dificultad. Alterne ambas piernas. • Consejo: 15" descanso entre series.	4X30``	Psoas ilíaco. Faja abdominal. Cuadrado lumbar.	
5	Bird-dog sobre fitball. • Posición inicial: cuadrupedia, apoye el abdomen sobre el fitball. • Ejecución: flexione el hombro a 90° simultáneamente con extensión de cadera y rodilla del MI contralateral. Mantenga la posición unos segundos y al inspirar vuelva a posición inicial. Alterne ambos lados.	2x6	Deltoides. Faja abdominal. Glúteo mayor. Isquiotibiales.	

N.º	DESCRIPCIÓN	REPTS	MUSCULATURA FUNDAMENTAL	REPRESENTACIÓN
6	Zancada con bosu. • Posición inicial: bipedestación apoyo monopodal, en frente se encuentra el bosu, a medio metro de distancia. • Ejecución: dé un paso al frente, apoyando el pie en el bosu y desde ahí haga una zancada, flexionando ambas rodillas a 90°, acabando en posición de caballero. Alterne ambas piernas.	2x6	Faja abdominal. Glúteos. Abductores y aductores de cadera. Cuádriceps. Isquiotibiales. Tríceps sural.	
7	Plancha frontal inclinada con elevaciones de pierna. • Posición inicial: decúbito prono, codos flexionados apoyados en bosu, MMII extendidos, apoyando en antepié. • Ejecución: realice extensión de cadera unilateral con rodilla en extensión, elevando la pierna hacia el techo. Mantenga la posición unos segundos y al inspirar vuelva a posición inicial. Alterne ambas piernas.	2x10	Deltoides. Faja abdominal. Glúteo mayor. Isquiotibiales.	

VUELTA A LA CALMA

A continuación, debe realizar los ejercicios correspondientes a la vuelta a la calma, descritos en las páginas 104-105.
1. Estiramiento caudal.   2. Estiramiento lateral   3. Estiramiento psoas iliaco   4. Mohametano   5. Posición fetal

Fase 4. Sesión 3. Duración: 45 minutos.

Materiales: foam roller, fitball, bosu y esterilla

CALENTAMIENTO

A continuación, debe realizar los ejercicios correspondientes al calentamiento de la fase 4, descritos en las páginas 100-103.

1. Movimiento lumbo-pélvico con control de respiración.   2. Activación transverso abdominal.

3. Skipping.   4. Jumping Jacks adaptado.   5.Plancha fontal

6. Mountain climbers adaptado sobre la pared.   7. Foam roller decúbito supino.   8. Foam roller lateral.

PARTE PRINCIPAL

N.º	DESCRIPCIÓN	REPTS	MUSCULATURA FUNDAMENTAL	REPRESENTACIÓN
1	Bird-dog sobre fitball. • Posición inicial: cuadrupedia, apoye el abdomen sobre el fitball. • Ejecución: flexione el hombro a 90° simultáneamente con extensión de cadera y rodilla del MI contralateral. Mantenga la posición unos segundos y al inspirar vuelva a posición inicial. Alterne ambos lados.	2x6	Deltoides. Faja abdominal. Glúteo mayor. Isquiotibiales.	

N.º	DESCRIPCIÓN	REPTS	MUSCULATURA FUNDAMENTAL	REPRESENTACIÓN
2	Mountain climbers. • Posición inicial: cuadrupedia con MMII extendidos, tocando el suelo con el antepié (posición de plancha). • Ejecución: realice flexión de rodilla y cadera de 90° homolateral, intentando llegar al pecho. El otro MI sigue extendido, con apoyo en el antepié. En un movimiento explosivo, cambies de miembro inferior y realice lo mismo. • Consejo: 15" descanso entre series.	2x30´´	Psoas ilíaco. Cuadrado lumbar. Faja abdominal. Glúteo mayor. Cuádriceps. Isquiotibiales.	
3	Abdominales laterales de pie. • Posición inicial: bipedestación apoyo monopodal, abducción de 90° hombros y flexión de codo, apoyando las manos en los lados de la cabeza. • Ejecución: realice flexión de rodillas y cadera de 90°. Intente tocar con la rodilla el codo contrario. Mantenga la posición unos segundos y vuelva a posición inicial mientras inspira. Alterne ambos lados.	2x6	Psoas ilíaco. Faja abdominal. Glúteo medio. Aductores de cadera.	

N.º	DESCRIPCIÓN	REPTS	MUSCULATURA FUNDAMENTAL	REPRESENTACIÓN
4	Zancada lateral con press militar con mancuerna. • Posición inicial: bipedestación apoyo monopodal, el bosu se encuentra en un lado. • Ejecución: dé un paso lateral abduciendo la cadera y apoyando el pie en el bosu, con la rodilla flexionada. La otra pierna queda con la rodilla extendida, realizando una media sentadilla. Levante la mancuerna con el MS homolateral a la pierna que apoya en el bosu. Alterne ambos lados.	2x10	Deltoides. Glúteos. Faja abdominal. Abductores y aductores de cadera. Cuádriceps. Isquiotibiales. Tríceps sural.	
5	Siéntese sobre el fitball. • Posición inicial: sedestación sobre el fitball, pies apoyados en el suelo. • Ejecución: despegue una de las piernas 4-5 cm del suelo y mantenga el equilibrio. Haga la última serie con los ojos cerrados para mayor dificultad. Alterne ambas piernas. • Consejo: 15" descanso entre series.	4X30``	Faja abdominal. Cuadrado lumbar. Psoas iliaco.	

N.º	DESCRIPCIÓN	REPTS	MUSCULATURA FUNDAMENTAL	REPRESENTACIÓN
6	Sentadilla sobre bosu. • Posición inicial: bipedestación sobre el bosu. • Ejecución: realice flexión de cadera y rodilla bilateral de 90°, quedando en posición de sentadilla. Las manos pueden estar en las caderas o en flexión de 90° de hombro al realizar las sentadillas.	2x6	Faja abdominal. Glúteo mayor. Cuádriceps. Isquiotibiales. Musculatura propia del tobillo.	
7	Skipping sobre bosu. • Posición inicial: bipedestación apoyo monopodal sobre el bosu. • Ejecución: flexione cadera y rodilla homolateral a 90°, y al mismo tiempo lleve codo contralateral en flexión hacia delante y el homolateral hacia atrás, como si estuviese corriendo en el sitio. Alternamos movimientos de piernas y brazos. • Consejo: hágalo lento al principio, si tiene controlado el movimiento aumente la velocidad.	4x30"	Faja abdominal. cuadrado lumbar. Glúteos. Cuádriceps. Isquiotibiales. Musculatura	

A continuación, debe realizar los ejercicios correspondientes a la vuelta a la calma, descritos en las páginas 104-105.
1. Estiramiento caudal.   2. Estiramiento lateral   3. Estiramiento psaos iliaco   4. Mohametano   5. Posición fetal

Fase 4. Sesión 4. Duración: 45 minutos.

Materiales: foam roller, fitball, bosu y esterilla.

CALENTAMIENTO

A continuación, debe realizar los ejercicios correspondientes al calentamiento de la fase 4, descritos en las páginas 100-103.

1. Movimiento lumbo-pélvico con control de respiración.   2. Activación transverso abdominal.

3. Skipping.   4. Jumping Jacks adaptado.   5. Plancha fontal

6. Mountain climbers adaptado sobre la pared.   7. Foam roller decúbito supino.   8. Foam roller lateral.

PARTE PRINCIPAL

N.º	DESCRIPCIÓN	REPTS	MUSCULATURA FUNDAMENTAL	REPRESENTACIÓN
1	Plancha sobre fitball. • Posición inicial: decúbito prono, en posición de plancha, con las rodillas extendidas y los hombros en flexión de 90° apoyando las manos en el suelo. El apoyo de los MMII se realiza con los antepiés, que descansan sobre un fitball. • Ejecución: despegue la cadera del suelo, quedando el cuerpo alineado. • Variante: apoyo con MMSS en fitball.	4x30"	Deltoides. Glúteo mayor. Faja abdominal. Cuádriceps.	

N.º	DESCRIPCIÓN	REPTS	MUSCULATURA FUNDAMENTAL	REPRESENTACIÓN
2	Siéntese sobre el fitball. • Posición inicial: sedestación sobre el fitball, pies apoyados en el suelo. • Ejecución: despegue una de las piernas 4-5 cm del suelo y mantenga el equilibrio. Haga la última serie con los ojos cerrados para mayor dificultad. Alterne ambas piernas. • Consejo: 15" descanso entre series.	4X30``	Faja abdominal. Cuadrado lumbar. Psoas iliaco.	
3	Hip thrust con fitball. • Posición inicial: decúbito supino, MMII en extensión, apoyados en un fitball, MMSS apoyados en el suelo pegados al cuerpo. • Ejecución: despegue el glúteo, intentando que la cadera quede alineada con el resto del cuerpo. Desde esa posición, lleve el balón al glúteo, flexionando las rodillas. Exhale al elevar el glúteo y al llevar el fitball al mismo.	2x10	Faja abdominal. Glúteo mayor. Cuádriceps. Isquiotibiales.	

N.º	DESCRIPCIÓN	REPTS	MUSCULATURA FUNDAMENTAL	REPRESENTACIÓN
4	Bird-dog sobre fitball. • Posición inicial: cuadrupedia, apoye el abdomen sobre el fitball. • Ejecución: flexione el hombro a 90° simultáneamente con extensión de cadera y rodilla del MI contralateral. Mantenga la posición unos segundos y al inspirar vuelva a posición inicial. Alterne ambos lados.	2x6	Deltoides. Faja abdominal. Glúteo mayor. Isquiotibiales.	
5	Skipping sobre bosu. • Posición inicial: bipedestación apoyo monopodal sobre el bosu. • Ejecución: flexione cadera y rodilla homolateral a 90°, y al mismo tiempo lleve codo contralateral en flexión hacia delante y el homolateral hacia atrás, como si estuviese corriendo en el sitio. Alternamos movimientos de piernas y brazos. • Consejo: hágalo lento al principio, si tiene controlado el movimiento aumente la velocidad.	4x30"	Faja abdominal. cuadrado lumbar. Glúteos. Cuádriceps. Isquiotibiales. Musculatura	

N.º	DESCRIPCIÓN	REPTS	MUSCULATURA FUNDAMENTAL	REPRESENTACIÓN
6	Sentadilla búlgara. • Posición inicial: bipedestación apoyo monopodal, fitball detrás de usted. Apoye el dorso de uno de los pies en el fitball, con la rodilla flexionada a 90°, el otro MI se encuentra delante apoyado en el suelo, con la rodilla extendida. • Ejecución: realice una sentadilla desde esa posición, intentando mantener el equilibrio. Mantenga la posición unos segundos, y vuelva a la posición inicial mientras espira. Alterne ambas piernas.	2x5	Faja abdominal. Cuádriceps. Isquiotibiales. Tríceps sural.	
7	Sentadillas sobre el bosu. • Posición inicial: bipedestación sobre el bosu. • Ejecución: realice flexión de cadera y rodilla bilateral de 90°, quedando en posición de sentadilla. Las manos pueden estar en caderas o en flexión de 90° de hombro al realizar las sentadillas.	2x6	Faja abdominal. Glúteo mayor. Cuádriceps. Isquiotibiales. Musculatura propia del tobillo.	

A continuación, debe realizar los ejercicios correspondientes a la vuelta a la calma, descritos en las páginas 104-105.
1. Estiramiento caudal.   2. Estiramiento lateral   3. Estiramiento psaos iliaco   4. Mohametano   5. Posición fetal

SESIÓN 5

CALENTAMIENTO

A continuación, debe realizar los ejercicios correspondientes al calentamiento de la fase 4, descritos en las páginas 100-103.

1. Movimiento lumbo-pélvico con control de respiración.   2. Activación transverso abdominal.

3. Skipping.   4. Jumping Jacks adaptado.   5. Plancha fontal

6. Mountain climbers adaptado sobre la pared.   7. Foam roller decúbito supino.   8. Foam roller lateral.

PARTE PRINCIPAL

N.º	DESCRIPCIÓN	REPTS	MUSCULATURA FUNDAMENTAL	REPRESENTACIÓN
1	Abdominales sobre fitball. • Posición inicial: decúbito supino sobre fitball, apoyando la zona dorsolumbar, MMSS a los lados de la cabeza con los codos flexionados. • Ejecución: flexione el tronco (incorporación). Mantenga la contracción unos segundos y al inspirar vuelva a posición inicial.	2x10	Faja abdominal. Cuádriceps.	

N.º	DESCRIPCIÓN	REPTS	MUSCULATURA FUNDAMENTAL	REPRESENTACIÓN
2	Bird-dog sobre fitball. • Posición inicial: cuadrupedia, apoye el abdomen sobre el fitball. • Ejecución: flexione el hombro a 90° simultáneamente con extensión de cadera y rodilla del MI contralateral. Mantenga la posición unos segundos y al inspirar vuelva a posición inicial. Alterne ambos lados.	2x6	Deltoides. Faja abdominal. Glúteo mayor. Isquiotibiales.	
3	Shoulder tap adaptado. • Posición inicial: cuadrupedia, manos apoyadas sobre el bosu. • Ejecución: despegues 1-2 cm las rodillas del suelo. La mano derecha toca el hombro contrario, vuelva a posición inicial y haga lo mismo con el lado izquierdo. Vuelva a posición inicial y repetimos.	2x10	Deltoides. Bíceps braquial. Pectoral mayor. Faja abdominal.	

N.º	DESCRIPCIÓN	REPTS	MUSCULATURA FUNDAMENTAL	REPRESENTACIÓN
4	**El avión.** • Posición inicial: bipedestación con apoyo monopodal. • Ejecución: realice flexión de cadera, inclinando el tronco hacia delante. Abduzca los hombros 90° y a continuación extienda una pierna hacia atrás, realizando extensión de cadera, con la rodilla en extensión. Alterne en cada repetición el MI.	6	Supraespinoso. Psoas ilíaco. Faja abdominal. Cuadro lumbar. Glúteo mayor. Cuádriceps. Isquiotibiales.	
5	Abdominales laterales de pie. • Posición inicial: bipedestación apoyo monopodal, abducción de 90° hombros y flexión de codo, apoyando las manos en los lados de la cabeza. • Ejecución: realice flexión de rodillas y cadera de 90°. Intente tocar con la rodilla el codo contrario. Mantenga la posición unos segundos y vuelva a posición inicial mientras inspira. Alterne ambos lados.	2x6	Psoas ilíaco. Faja abdominal. Glúteo medio. Aductores de cadera.	

N.º	DESCRIPCIÓN	REPTS	MUSCULATURA FUNDAMENTAL	REPRESENTACIÓN
6	Zancada con press militar y mancuerna. • Posición inicial: bipedestación apoyo monopodal, el bosu se encuentra en un lado. • Ejecución: dé un paso lateral abduciendo la cadera y apoyando el pie en el bosu, con la rodilla flexionada. La otra pierna queda con la rodilla extendida, realizando una media sentadilla. Levante la mancuerna con el MS homolateral a la pierna que apoya en el bosu. Alterne ambos lados.	2x10	Deltoides. Glúteos. Faja abdominal. Abductores y aductores de cadera. Cuádriceps. Isquiotibiales. Tríceps sural.	
7	Sentadillas sobre el bosu. • Posición inicial: bipedestación sobre el bosu. • Ejecución: realice flexión de cadera y rodilla bilateral de 90°, quedando en posición de sentadilla. Las manos pueden estar en caderas o en flexión de 90° de hombro al realizar las sentadillas.	2x6	Faja abdominal. Glúteo mayor. Cuádriceps. Isquiotibiales. Musculatura propia del tobillo.	

VUELTA A LA CALMA

A continuación, debe realizar los ejercicios correspondientes a la vuelta a la calma, descritos en las páginas 104-105.
1. Estiramiento caudal.   2. Estiramiento lateral   3. Estiramiento psaos iliaco   4. Mohametano   5. Posición fetal

BIBLIOGRAFÍA

Akodu, A. K., & Akindutire, O. M. (2018). The effect of stabilization exercise on pain-related disability, sleep disturbance, and psychological status of patients with non-specific chronic low back pain. *The Korean Journal of Pain*, 31(3), 199–205.

Alhowimel, A. S., Alotaibi, M. A., Alenazi, A. M., Alqahtani, B. A., Alshehri, M. A., Alamam, D., & Alodaibi, F. A. (2021). Psychosocial Predictors of Pain and Disability Outcomes in People with Chronic Low Back Pain Treated Conservatively by Guideline-Based Intervention: A Systematic Review. *Journal of Multidisciplinary Healthcare*, 14, 3549–3559.

Alikhajeh, Y., Barabadi, E., & Mohammad Rahimi, G. R. (2021). A Comparison of 6 Weeks of Aquatic Exercise and Kinesio Taping in Patients with Chronic Nonspecific Low Back Pain. *Journal of Sport Rehabilitation*, 30(1), 37–42.

Alonso-García, M., & Sarría-Santamera, A. (2020). The Economic and Social Burden of Low Back Pain in Spain. *Spine*, 45(16), E1026–E1032.

Bagheri, R., Takamjani, I. E., Dadgoo, M., Sarrafzadeh, J., Ahmadi, A., Pourahmadi, M. R., & Jafarpisheh, A.-S. (2017). A protocol for clinical trial study of the effect of core stabilization exercises on spine kinematics during gait with and without load in patients with non-specific chronic low back pain. *Chiropractic & Manual Therapies*, 25(1), 31.

Calatayud, J., Guzmán-González, B., Andersen, L. L., Cruz-Montecinos, C., Morell, M. T., Roldán, R., Ezzatvar, Y., & Casaña, J. (2020). Effectiveness of a Group-Based Progressive Strength Training in Primary Care to Improve the Recurrence of Low Back Pain Exacerbations and Function: A Randomised Trial. *International Journal of Environmental Research and Public Health*, 17(22), 8326.

Carvalho, A. R., Briani, R. V., Bertor, W. R. R., Svistalski, J. R., Andrade, A., & Peyré-Tartaruga, L. A. (2019). Chronic low back pain and walking speed: effects on the spatiotemporal parameters and in gait variability. *Brazilian Journal of Pain*, 2(4).

Chou, R., Deyo, R., Friedly, J., Skelly, A., Hashimoto, R., Weimer, M., Fu, R., Dana, T., Kraegel, P., Griffin, J., Grusing, S., & Brodt, E. D. (2017). Nonpharmacologic Therapies for Low Back Pain: A Systematic Review for an American College of Physicians Clinical Practice Guideline. *Annals of Internal Medicine*, 166(7), 493.

Christensen, K. S., O'Sullivan, K., & Palsson, T. S. (2020). Conditioned Pain Modulation Efficiency Is Associated with Pain Catastrophizing in Patients with Chronic Low Back Pain. *The Clinical Journal of Pain*, 36(11), 825–832.

Dankaerts, W., O'Sullivan, P., Burnett, A., & Straker, L. (2006). Differences in Sitting Postures are Associated with Nonspecific Chronic Low Back Pain Disorders When Patients Are Subclassified. *Spine*, 31(6), 698–704.

Dewir, I. (2021). Effect of isometric back endurance exercises on patients with non-specific chronic low back pain: Randomized control trail. *Science*, 25(113), 1710–1716.

Eliks, M., Zgorzalewicz-Stachowiak, M., & Zeńczak-Praga, K. (2019). Application of Pilates-based exercises in the treatment of chronic non-specific low back pain: state of the art. *Postgraduate Medical Journal*, 95(1119), 41–45.

Fernández-Rodríguez, R., Álvarez-Bueno, C., Cavero-Redondo, I., Torres-Costoso, A., Pozuelo-Carrascosa, D. P., Reina-Gutiérrez, S., Pascual-Morena, C., & Martínez-Vizcaíno, V. (2022). Best Exercise Options for Reducing Pain and Disability in Adults with Chronic Low Back Pain: Pilates, Strength, Core-Based, and Mind-Body. A Network Meta-analysis. *Journal of Orthopaedic & Sports Physical Therapy*, 52(8), 505–521.

French, S. D., Cameron, M., Walker, B. F., Reggars, J. W., & Esterman, A. J. (2006). Superficial heat or cold for low back pain. *Cochrane Database of Systematic Reviews*, 2011(2).

Geneen, L. J., Moore, R. A., Clarke, C., Martin, D., Colvin, L. A., & Smith, B. H. (2017). Physical activity and exercise for chronic pain in adults: an overview of Cochrane Reviews. *Cochrane Database of Systematic Reviews*, 2020(2).

Herman, P. M., Broten, N., Lavelle, T. A., Sorbero, M. E., & Coulter, I. D. (2019). Exploring the prevalence and construct validity of high-impact chronic pain across chronic low-back pain study samples. *The Spine Journal*, 19(8), 1369–1377.

Hu, H.-T., Gao, H., Ma, R.-J., Zhao, X.-F., Tian, H.-F., & Li, L. (2018). Is dry needling effective for low back pain? *Medicine*, 97(26), e11225.

Hussain, S. M., Urquhart, D. M., Wang, Y., Dunstan, D., Shaw, J. E., Magliano, D. J., Wluka, A. E., & Cicuttini, F. M. (2016). Associations between television viewing and physical activity and low back pain in community-based adults. *Medicine*, 95(25), e3963.

In, T.-S., Jung, J.-H., Jung, K.-S., & Cho, H.-Y. (2021). Effects of the Multidimensional Treatment on Pain, Disability, and Sitting Posture in Patients with Low Back Pain: A Randomized Controlled Trial. *Pain Research and Management*, 2021, 1–8.

Kato, S., Murakami, H., Demura, S., Yoshioka, K., Shinmura, K., Yokogawa, N., Igarashi, T., Yonezawa, N., Shimizu, T., & Tsuchiya, H. (2019). Abdominal trunk muscle weakness and its association with chronic low back pain and risk of falling in older women. *BMC Musculoskeletal Disorders*, 20(1), 273.

Kim, B., & Yim, J. (2020). Core Stability and Hip Exercises Improve Physical Function and Activity in Patients with Non-Specific Low Back Pain: A Randomized Controlled Trial. *The Tohoku Journal of Experimental Medicine*, 251(3), 193–206.

Knezevic, N. N., Candido, K. D., Vlaeyen, J. W. S., Van Zundert, J., & Cohen, S. P. (2021). Low back pain. *The Lancet*, 398(10294), 78–92.

Koch, C., & Hänsel, F. (2018). Chronic Non-specific Low Back Pain and Motor Control During Gait. *Frontiers in Psychology*, 9.

Koes, B. W., van Tulder, M., Lin, C.-W. C., Macedo, L. G., McAuley, J., & Maher, C. (2010). An updated overview of clinical guidelines for the management of non-specific low back pain in primary care. *European Spine Journal*, 19(12), 2075–2094.

Lorenc, A., Feder, G., MacPherson, H., Little, P., Mercer, S. W., & Sharp, D. (2018). Scoping review of systematic reviews of complementary medicine for musculoskeletal and mental health conditions. *BMJ Open*, 8(10), e020222.

Maher, C., Underwood, M., & Buchbinder, R. (2017). Non-specific low back pain. *The Lancet*, 389(10070), 736–747.

McGill, S. (2015). *El mecánico de la espalda*. Editores de Argentina.

Ministerio de Sanidad. (2018). *Informe anual del Sistema Nacional de Salud*.

Morone, N. E., Greco, C. M., Moore, C. G., Rollman, B. L., Lane, B., Morrow, L. A., Glynn, N. W., & Weiner, D. K. (2016). A Mind-Body Program for Older Adults With Chronic Low Back Pain. *JAMA Internal Medicine*, 176(3), 329.

Nambi, G., Abdelbasset, W. K., Alrawaili, S. M., Alsubaie, S. F., Abodonya, A. M., & Saleh, A. K. (2021). Virtual reality or isokinetic training; its effect on pain, kinesiophobia and serum stress hormones in chronic low back pain: A randomized controlled trial. Technology and *Health Care*, 29(1), 155–166.

Ogunlana, M. O., Odole, A. C., Adejumo, A., & Odunaiya, N. (2015). Catastrophising, pain, and disability in patients with nonspecific low back pain. *Hong Kong Physiotherapy Journal*, 33(2), 73–79.

Oliveira, C. B., Franco, M. R., Maher, C. G., Tiedemann, A., Silva, F. G., Damato, T. M., Nicholas, M. K., Christofaro, D. G. D., & Pinto, R. Z. (2018). The efficacy of a multimodal physical activity intervention with supervised exercises, health coaching and an activity monitor on physical activity levels of patients with chronic, nonspecific low back pain (Physical Activity for Back Pain (PAyBACK) trial): study protocol for a randomised controlled trial. *Trials*, 19(1), 40.

Oliveira, C. B., Maher, C. G., Pinto, R. Z., Traeger, A. C., Lin, C.-W. C., Chenot, J.-F., van Tulder, M., & Koes, B. W. (2018). Clinical practice guidelines for the management of non-specific low back pain in primary care: an updated overview. *European Spine Journal*, 27(11), 2791–2803.

O'Sullivan, P. (2005). Diagnosis and classification of chronic low back pain disorders: Maladaptive movement and motor control impairments as underlying mechanism. *Manual Therapy*, 10(4), 242–255.

Owen, P. J., Miller, C. T., Mundell, N. L., Verswijveren, S. J. J. M., Tagliaferri, S. D., Brisby, H., Bowe, S. J., & Belavy, D. L. (2020). Which specific modes of exercise training are most effective for treating low back pain? Network meta-analysis. *British Journal of Sports Medicine*, 54(21), 1279–1287.

Prat-Luri, A., de los Rios-Calonge, J., Moreno-Navarro, P., Manresa-Rocamora, A., Vera-Garcia, F. J., & Barbado, D. (2023). Effect of Trunk-Focused Exercises on Pain, Disability, Quality of Life, and Trunk Physical Fitness in Low Back Pain and How Potential Effect Modifiers Modulate Their Effects: A Systematic Review With Meta-analyses. *Journal of Orthopaedic & Sports Physical Therapy*, 53(2), 64–93.

Ryan, C. G., Margaret Grant, P., Dall, P. M., Gray, H., Newton, M., & Granat, M. H. (2009). Individuals with chronic low back pain have a lower level, and an altered pattern, of physical activity compared with matched controls: an observational study. *Australian Journal of Physiotherapy*, 55(1), 53–58.

Saragiotto, B. T., Maher, C. G., Yamato, T. P., Costa, L. O., Menezes Costa, L. C., Ostelo, R. W., & Macedo, L. G. (2016). Motor control exercise for chronic non-specific low-back pain. *Cochrane Database of Systematic Reviews*, 2016(11).

Suh, J. H., Kim, H., Jung, G. P., Ko, J. Y., & Ryu, J. S. (2019). The effect of lumbar stabilization and walking exercises on chronic low back pain. *Medicine*, 98(26), e16173.

Urits, I., Burshtein, A., Sharma, M., Testa, L., Gold, P. A., Orhurhu, V., Viswanath, O., Jones, M. R., Sidransky, M. A., Spektor, B., & Kaye, A. D. (2019). Low Back Pain, a Comprehensive Review: Pathophysiology, Diagnosis, and Treatment. *Current Pain and Headache Reports*, 23(3), 23.

Vanti, C., Andreatta, S., Borghi, S., Guccione, A. A., Pillastrini, P., & Bertozzi, L. (2019). The effectiveness of walking versus exercise on pain and function in chronic low back pain: a systematic review and meta-analysis of randomized trials. *Disability and Rehabilitation*, 41(6), 622–632.

Vos, T., Flaxman, A. D., Naghavi, M., Lozano, R., Michaud, C., Ezzati, M., Shibuya, K., Salomon, J. A., Abdalla, S., Aboyans, V., Abraham, J., Ackerman, I., Aggarwal, R., Ahn, S. Y., Ali, M. K., AlMazroa, M. A., Alvarado, M., Anderson, H. R., Anderson, L. M., ... Murray, C. J. (2012). Years lived with disability (YLDs) for 1160 sequelae of 289 diseases and injuries 1990–2010: a systematic analysis for the Global Burden of Disease Study 2010. *The Lancet*, 380(9859), 2163–2196.

World Health Organization (WHO). (2023). WHO guideline for non-surgical management of chronic primary low back pain in adults in primary and community care settings. *World Health Organization, 242.*

ANEXO I: BENEFICIOS DE LOS TRATAMIENTOS NO FARMACOLÓGICOS EN EL DOLOR LUMBAR PRIMARIO CRÓNICO

TRATAMIENTO NO FARMACOLÓGICO	
TIPO	BENEFICIOS SOBRE DLPC
Terapia manual	La mejora en la función que experimentan los/las pacientes/as suele ser leve; resulta más beneficioso como complemento del ejercicio o de la educación sobre dolor. Beneficio inmediato para el DLPC (Chou *et al.*, *2017*).
Acupuntura/Punción seca	Alivia la intensidad del dolor y la discapacidad funcional (Hu *et al.*, 2018).
Terapia con calor y frío superficial	El calor incrementa la temperatura de la piel y el riego sanguíneo, y alivia el dolor (French *et al.*, 2006). La evidencia es muy limitada. En cuanto a la aplicación del frío, se usa para disminuir la inflamación, mientras la evidencia en personas con DLPC es escasa (French *et al.*, 2006).
Manipulación vertebral	No tienen un efecto significativo a corto plazo (uno a tres meses) sobre el dolor o la funcionalidad en comparación con la manipulación simulada. Mejora el estado funcional como complemento de otras intervenciones (Chou *et al.*, 2017).
Terapias psicológicas (cognitiva-conductual y operante)	Frente a pacientes que no han recibido tratamiento psicológico, estos dos tipos de terapia muestran una mejora del dolor a corto plazo, pero no a los 6 meses tras la finalización del tratamiento (Chou *et al.*, 2017).

TRATAMIENTO NO FARMACOLÓGICO	
TIPO	**BENEFICIOS SOBRE DLPC**
Pilates	Alivia el dolor, mejora la funcionalidad física, la amplitud de movimientos de la zona lumbar, la calidad de vida y la salud en general de las personas con DLPC (Eliks *et al.*, 2018).
Yoga	Beneficioso sobre el dolor y la funcionalidad, a corto plazo (≤3 meses) y a largo plazo (≤1 año), si se compara con pacientes que no han realizado dicha práctica (Chou *et al.*, 2017; Lorenc *et al.*, 2018).
Tai-Chi	Como terapia independiente o complementaria puede mejorar el dolor, y la funcionalidad (Chou *et al.*, 2017). Mostró efectos positivos sobre la depresión y las alteraciones del sueño siendo la evidencia muy limitada (Lorenc *et al.*, 2018).
Ejercicios en el medio acuático	Los ejercicios en el agua son recomendables para aliviar el dolor y disminuir la discapacidad (Geneen *et al.*, 2017; Alikhajeh *et al.*, 2020).
Ejercicios de control del movimiento	Efectos positivos sobre el dolor y la discapacidad inmediatamente después del tratamiento y después de 12 meses (Saragiotto *et al.*, 2016).

ANEXO II: CÁLCULO DE LA INTENSIDAD DEL EJERCICIO AERÓBICO

Para calcular la intensidad del ejercicio aeróbico, podemos utilizar la fórmula de la FCmáxima (FCmáxima = 209 - 0.7 × edad). Si queremos un mayor ajuste de la intensidad se aconseja el uso de la FC de reserva (el rango de pulsaciones que dispone el corazón para llegar de la FC de reposo o FCbasal (número de pulsaciones mientras una persona está descansando) a la FCmáxima) que se calcula con la siguiente fórmula (FCreserva = FCmáxima - FCbasal). De esta forma, para conseguir una intensidad concreta se aplica la siguiente ecuación FC = FCbasal + %FCreserva. La intensidad moderada suele corresponder al 40-59% de la FCreserva. A continuación, se presentan los pasos a seguir para proceder a dicho cálculo:

Paso 1: Medición de la frecuencia cardiaca basal (FCbasal).

- Siéntese en una silla cómodo/a durante 5 minutos. Después de este tiempo, apoye el dedo índice y corazón sobre su muñeca. Siente cada palpito del corazón y durante un minuto (60 segundos) empiece a contar sus latidos hasta que el tiempo finalice. Una vez registrada la FCbasal, anótenla en una hoja. Recuerde tener a mano un cronómetro.
- Si usted dispone de un dispositivo inteligente (reloj inteligente, monitor de frecuencia cardiaca o tensiómetro) puede utilizarlo para medir su FCbasal.

Paso 2: Medición de la FCmáxima

- Siguiendo la siguiente fórmula: FCmáxima = 209 - (0.7 × edad)

Paso 3: Medición de la FCreserva

- Partiendo de los datos anteriormente obtenidos (pasos 1 y 2), anotamos la siguiente fórmula: FCreserva = FCmáxima - FCbasal

Seguidamente, le presentamos un ejemplo real para una mejor comprensión.

Persona de 47 años, con una FCbasal de 61 latidos por minuto (lpm) (ver paso 1) quiere conocer su FCreserva para empezar con su entrenamiento enfocado a mejorar su capacidad aeróbica.

FCbasal = 61 lpm
FCmáxima = 209 - (0.7 × 47) = 176 lpm
FCreserva = 176 - 61 = 115 lpm
40-59% de la FCreserva = 61 + (0.4 × 115) | 61 + (0.7 × 115) = 107 | 142

En este ejemplo, para trabajar a una intensidad aeróbica moderada, esta persona se debería situar en una frecuencia cardíaca de entre 107 y 142 pulsaciones durante su entrenamiento.

Para poder monitorizar la FC durante su entrenamiento y poder tener un seguimiento de ella, se recomienda utilizar un medidor de frecuencia cardiaca digital.